Frederik Jötten war in den vergangenen zehn Jahren bei 15 Orthopäden, fünf Radiologen und drei Physiotherapeuten. Er besitzt einen Koffer schöner Bilder von seiner intakten Wirbelsäule und einen Ordner mit falschen und nichtssagenden Befunden. Er hat bei spritzwütigen Haudegen ebenso auf der Behandlungsliege gelegen wie bei sanften Handauflegern, Chiropraktikern und Osteopathen. Er ist ein geschlagener Ermittler, der nicht aufgibt, seinen schwersten Fall zu lösen: den seines Rückenleidens.

Frederik Jötten ist Biologe und Absolvent der Deutschen Journalistenschule. Er war vier Jahre Redakteur beim Magazin der *Frankfurter Rundschau*. Heute schreibt er als freier Reporter und Wissenschaftsjournalist u. a. für *Die Zeit*, *GEOkompakt* und die *NZZ am Sonntag*. Außerdem ist er Autor der Gesundheitskolumne «Wir machen uns mal frei» auf *Spiegel Online*.

Frederik Jötten

Viel Rücken.
Wenig Rat.

Wie ich der Ursache meiner Schmerzen auf die Spur kam.

Ein Kreuz-Krimi

Rowohlt Taschenbuch Verlag

2. Auflage März 2014

Originalausgabe
Veröffentlicht im Rowohlt Taschenbuch Verlag,
Reinbek bei Hamburg, Februar 2014
Copyright © 2014 by Rowohlt Verlag GmbH,
Reinbek bei Hamburg
Umschlaggestaltung ZERO Werbeagentur, München
(Foto: FinePic, München)
Satz Mercury PostScript (InDesign) bei
Pinkuin Satz und Datentechnik, Berlin
Druck und Bindung CPI books GmbH, Leck
Printed in Germany
ISBN 978 3 499 60277 1

Für mich

Inhalt

Vorwort	9
1. Das Messer sticht zu	13
2. Einer von vielen	21
3. Von Röntgen und Röhren	28
4. Richtig liegen?	36
5. Audienz beim Guru	45
6. Sitz-Saga	53
7. Rheuma	63
8. Schlucken wie die Weltmeister	73
9. Keine Alternativen	81
10. Hautnah	93
11. Seltsame Theorien	106
12. Rätselhafte Bilder	111
13. Auch ein starker Rücken kennt den Schmerz	115
14. Von Nervenzerstörern und Handauflegern	127
15. Auf der Suche nach Wärme	140
16. Spezielle Muskeln	151
17. Die Hinterhof-Methode	159
18. «Leg dich endlich hin, du unbewegliches Schwein»	167
19. Opel Manta und Osteopathie	182
20. Böses Erwachen	193
21. Ein Arzt nimmt sich Zeit	204
22. Das einzigartige System	211
23. Rückenschmerzen – Kopfproblem?	220
24. Idiotensichere Rückengymnastik	230
25. Die Bombe platzt	239
26. Endlich schmerzfrei – zumindest im Sitzen	246

Vorwort

«Isch hab Rücken.» Horst Schlemmer, die Kunstfigur von Hape Kerkeling, musste nur diesen Satz sagen, und das Publikum brach in Gelächter aus. Natürlich, weil der Komiker die Figur des kauzigen Lokalreporters so genial verkörperte. Aber auch, weil wir fast alle wussten, wovon Schlemmer da sprach. 80 Prozent der Deutschen haben in ihrem Leben Rückenschmerzen, 40 Prozent haben sie in diesem Moment, und viele werden sie überhaupt nicht mehr los – da tut es gut, wenn jemand sich über den Schrecken lustig macht. Und Humor müssen Rückenschmerzpatienten haben, bei alldem, was ihnen widerfährt im Gesundheitssystem.

Dieses Buch erzählt die Geschichte eines ganz normalen Patienten, der seine Rückenschmerzen loswerden wollte, meine Geschichte. Mein Weg führte mich von einem spritzwütigen Orthopäden zu einem Physiotherapeuten, der wusste, wo es wehtat; von desinteressierten Schulmedizinern zu einer gierigen Alternativ-Ärztin; von einem bodybuildenden Scharlatan zu einer hart-ehrlichen Psychologin. Ich zog vom Fitnessstudio zur Wirbelsäulengymnastik, von einem Personal Trainer zur Yoga-Lehrerin, vom Schreibtischstuhl auf den Sitzball, von einer Sieben-Zonen-Kaltschaummatratze aufs Wasserbett – und oft auf direktem Weg wieder zurück. Manches, was ich erlebte, war komisch, anderes eher nicht.

Am Anfang ging ich arglos in eine Arztpraxis, wurde schlecht behandelt und zog weiter. Und weiter. Dann wurde ich zum Ermittler in eigener Sache, der Behandlungen in Frage stellte, der recherchierte, ob sie wissenschaftlich fundiert waren. Ich war schockiert darüber, wie oft mir unsinnige Methoden und Behandlungen aufgedrängt wurden.

Meine Ermittlungen dauerten zehn Jahre, zwei war ich gesetzlich versichert, den Rest der Zeit privat. Der Unterschied besteht meiner Ansicht nach vor allem in zwei Aspekten: Als gesetzlich Versicherter muss man viel länger auf einen Facharzttermin warten. Andererseits wird mit dem Privatversicherten noch erheblich mehr unwirksamer Unsinn getrieben als mit gesetzlich Versicherten, weil das lukrativ für Ärzte und Therapeuten ist. Das kann schnell zu Behandlungen führen, die gefährlich für den Patienten sind. Es ist eine Zweiklassenmedizin – und keine Klasse wird so gut behandelt, wie es mit den zur Verfügung stehenden Mitteln möglich wäre.

Dass meine Geschichte ein Buch füllt, ist ein Indiz dafür, dass es große Probleme in der Behandlung von Rückenschmerzen gibt. Der Skandal ist aber, dass es Hunderttausende solcher Geschichten gibt. Denn das Wissen, wie Rückenschmerzen behandelt werden sollten, existiert, niedergeschrieben seit 2010 in der Nationalen Versorgungsleitlinie Kreuzschmerz. Es hält sich nur kaum jemand an das, was dort empfohlen wird.

Natürlich ist es schwierig, Rückenschmerzen zu therapieren, denn sie haben komplexe Ursachen. Aber man kann wohl von einem Mediziner erwarten, dass er systematisch vorgeht, anstatt einfach das, was er immer macht, bei jedem anzuwenden und zu hoffen, dass während der Therapie, so wie meistens, die Schmerzen von allein verschwinden. Da könnten die Ärzte ja genauso gut «Heile, heile Gänschen» singen.

Ich habe mit der Zeit so ziemlich jeden Unsinn in der Behandlung meiner Rückenschmerzen mitgemacht. Ich habe es für mich getan, aber es würde mich freuen, wenn der eine oder andere Leidensgenosse sich durch die Lektüre manches ersparen könnte. Das Buch kann auch Hinweise geben, wie man seine Rückenschmerzen besiegen kann – ich bin, das hätte ich nicht mehr erwartet, letztlich durch einfache Techniken den Großteil meiner Probleme losgeworden. Ich habe während der Ermittlungen in meinem Fall viele Experten gesprochen: Klinikdirektoren, Universitätsprofessoren, Präsidenten ärztlicher Fachgesellschaften. Sie alle haben sich ausführlich Zeit genommen, um meine Fragen zu beantworten. Fragen, für die im normalen Arzt-Patienten-Verhältnis keine Zeit bleibt, Fragen nach der Wirksamkeit von Methoden, nach Defiziten im System – und nach der besten Behandlungsoption in verschiedenen Situationen. Die Experten sind im Wortlaut widergegeben. So ist neben meiner Geschichte viel praktisches Wissen für Patienten mit chronischen Rückenschmerzen zusammengekommen. Für diesen Input bin ich den Experten sehr dankbar.

Man merkt vielen der Top-Mediziner an, dass sie die Behandlung von Rückenschmerzpatienten verbessern wollen. Leider ist von diesem Willen zur Veränderung bei den niedergelassenen Ärzten noch nicht viel angekommen. Die Namen von allen an meiner Geschichte beteiligten Personen habe ich aus Gründen des Persönlichkeitsschutzes geändert oder nicht genannt. Mir wäre es aber sehr recht, wenn sich der eine oder andere Mediziner wiedererkennen und sein Verhalten ändern würde.

1. Das Messer sticht zu

An dem Tag, an dem ich vom Patienten zum Ermittler wurde, schien die Sonne in ein leeres Wartezimmer, Staub flirrte im Licht. Es roch nach Flieder-Duftspray, die Wände waren hellblau, die Stühle hatten Sitzbezüge in Pink, und niemand saß darauf. Jetzt ahnte ich, warum ich hier sofort einen Termin bekommen hatte – der Arzt war wohl nicht sehr beliebt bei den Patienten, und ich sollte bald erfahren, warum. Die Praxis für Orthopädie hatte ich in den Gelben Seiten gefunden, sie lag auf meinem Weg zur Arbeit, am Ende der Straße, in der ich wohnte. Aber selbst das war kaum zu schaffen gewesen für mich. Bei jedem Auftreten schoss mir der Schmerz in den unteren Rücken. Als ich mich jetzt im Wartezimmer auf einen Stuhl setzen wollte, musste ich mein gesamtes Gewicht mit der rechten Hand auf der Armlehne abstützen und mich langsam gen Sitzfläche sinken lassen. Meine Laune war extrem schlecht. Irgendwas in meinem Kopf raunte: «Mein Leben ist die Hölle.» Obwohl ich wusste, dass das nicht stimmte, vor zwei Tagen noch war ich ein glücklicher Mensch gewesen. Da hatte ich für kurze Zeit keine Rückenschmerzen gehabt.

Begonnen hatte alles ein halbes Jahr zuvor noch nicht einmal mit einem Unfall oder einer spektakulären Blutgrätsche beim Fußball. Nein, ganz im Gegenteil. Es war der Spätsommer des Jahres 2003, und ich war neu in der Stadt. Die Sonne reichte noch für zweimal Schwimmbad, für Sonntagnachmittage im Park. Es war mein erster Job als Zeitungsredakteur, ich war 28. Die neuen Kollegen im Büro waren nett. Da war Stefan, mit der sonoren Stimme, der über seiner Computertastatur Zigaretten drehte und zwischen den Tasten so viele Tabakkrümel speicherte, dass er daraus immer eine Notzigarette drehen konnte. Mit ihm kabbelte ich mich über Fußball. Ich witzelte über seinen Club, den gerade ein dubioser ungarischer Investor vor der Insolvenz retten sollte. Er machte sich über meinen Verein lustig, der damals sämtliche abgehalfterten Spieler der westlichen Hemisphäre aufzukaufen schien. Dann war da noch Karo, Ex-Model, fünf Jahre älter als ich, aber für jeden Blödsinn zu haben. Wir lieferten uns Schlachten, um das neue Deo der Firma Fa, das uns als Probe geschickt worden war. Es nannte sich «Sexy», war aber in Wirklichkeit ein Kampfgas. Wir lauerten einander auf, um uns damit einzunebeln. Zwischendrin und vor allem danach arbeitete ich viel. Der Job machte mir Spaß, ich wollte zeigen, was ich draufhatte. Ich nahm jeden Auftrag an. Den größten Teil des Tages saß ich am Schreibtisch. Dem Ziehen im unteren Rücken, das ich immer öfter spürte, schenkte ich erst mal keine Beachtung.

Dann eines Abends, von gegenüber schien das Licht der Leuchtreklame eines Detektivbüros ins Büro, beendete ich meinen Arbeitstag. Draußen und über allen anderen Schreibtischen war es schon dunkel, als das Messer zum ersten Mal zustach. Ich erhob mich von meinem Schreibtischstuhl, und der Schmerz schoss in mein Leben – auf Höhe der Hüfte, links neben der Wirbelsäule. Das linke Bein konnte ich nicht mehr richtig aufsetzen. Ich knickte auf jener Seite seltsam kraftlos weg. Gehen konnte ich nur, indem ich die rechte Seite belastete und humpelte. Auch dabei tat es weh, bei jedem Schritt strahlte der Schmerz aus bis in den Oberschenkel, die Wade, den Fuß. Eigentlich hatte ich jetzt als Ausgleich zum langen

Sitzen noch Joggen wollen – daran war nicht mehr zu denken. Die Rückenschmerzen hatten eingeschlagen im Zentrum meines Körpers, im Zentrum meines Lebens.

Der Schmerz blieb. Nach einer Woche machte ich einen Termin bei einer Orthopädin. Sie trug, obwohl es in ihrer Praxis kalt war, ein kurzärmeliges Krankenpfleger-Leibchen in Weiß, hatte eine tiefe Stimme, einen ausgeprägten Damenbart und einen kräftigen Händedruck. Sie hörte sich an, welche Beschwerden ich hatte. «Wir sollten ein Röntgenbild machen», sagte sie.

Eine halbe Stunde später schaute sie sich die Aufnahme am Schirm an. «Keine Schäden zu erkennen», sagte sie. Ich durfte mich bei ihr auf die Pritsche legen, sie drehte mein angewinkeltes Bein in die eine und die andere Richtung und diagnostizierte schließlich: Blockade im Kreuz-Darmbein-Gelenk, auch genannt Iliosakralgelenk (ISG). Das ist das Gelenk, über das das Becken mit der Wirbelsäule verbunden ist.

«Ich werde Sie jetzt mobilisieren», sagte sie. Sie verdrehte mein Bein wieder – und lehnte sich dann mit ihrem Gewicht darauf, bis es im Gebälk krachte: Chirotherapie. Das gefiel mir, hier passierte was! Ich fühlte mich nach dem Knacken befreit, der Schmerz ließ nach.

Ich fing trotz leichter Schmerzen wieder an zu joggen. Herbst und Winter vergingen, das Leben kehrte zurück. Karo bekam eine Ladung «Sexy» in die Haare. Als Wiedergutmachung musste ich ihr nach Feierabend einen ausgeben. Es war einer der ersten warmen Tage des Jahres, ich saß lange auf einer Bank in einem Biergarten. Irgendwann war es plötzlich dann doch nicht mehr so warm – und als ich aufstehen wollte, schoss es wieder in meinen Rücken. Karo musste mich auf dem Weg zur U-Bahn stützen. Es war mir peinlich. Ich war sehr schlecht gelaunt. Der Schmerz war zurückgekehrt.

Am nächsten Morgen erwachte ich mit Schmerzen, kam kaum aus dem Bett. Ich schleppte mich zur U-Bahn, traute mich nicht, mich hinzusetzen, um nicht beim Aufstehen vor Schmerz zusammenzuzucken. Ich strich Bierbänke und die damit verbundene Geselligkeit aus meinem Programm. Nach dem x-ten Einrenken sagte meine Orthopädin: «Lassen Sie hier eine Kernspintomographie machen», und gab mir eine Visitenkarte. Als ich ein paar Wochen später mit den Bildern in ihre Praxis kam, fand sie auch auf diesen keine krankhaften Veränderungen. Sie mobilisierte mich wieder, danach sagte sie: «Ich habe jetzt selbst Rückenschmerzen.» Sie klang, als hätte sie aufgegeben.

Ich fragte die Arbeitskollegen nach einem neuen Orthopäden. Stefan sagte: «So richtig empfehlen kann ich dir keinen, versuch es doch mal bei Dr. Boretto, der war okay.» Dr. Boretto hatte ein breites Kreuz und gekräuselte schwarze Haare. Er schaute sich die Röntgen- und Kernspinbilder an, die ich mitgebracht hatte, murmelte: «Kein Befund.» Dann bat er mich sehr freundlich auf seine Behandlungsliege. «Das linke Bein anwinkeln und über das Rechte legen», sagte er. Dabei blickte er noch aus dem Fenster, doch sobald mein Bein in der von ihm gewünschten Position war, wirbelte er herum und warf sich auf mich. Methode Überraschungsangriff mit etwa 100 Kilogramm Lebendgewicht! Ich war so erschrocken, dass ich fast «Hilfe!» gebrüllt hätte. Wenn das Ziel des Arztes gewesen war, damit einen entspannten Moment abzupassen, war es gründlich danebengegangen. Ich spürte, wie mein gesamter Körper sich wehrte und anspannte. Ich war so geschockt, dass ich kein Wort herausbrachte. Ich fühlte ich mich wie nach einem Autounfall, zusätzlich zu meinem unteren Rücken tat mir jetzt auch noch die Brustwirbelsäule weh. Ich wusste, dass ich zu diesem Arzt nicht mehr gehen wollte.

> **Der emeritierte Professor Edzard Ernst, bis 2011 Inhaber des weltweit ersten Lehrstuhls für Alternativmedizin in Exeter, Großbritannien, über *Chirotherapie*:**
> Die Chirotherapie beruht auf völlig unplausiblen Vorstellungen über Subluxationen, also Fehlstellungen von Wirbelkörpern, die die vermeintliche Ursache aller Erkrankungen sein sollen. Diese Vorstellungen sind nicht nachweisbar, sie existieren nur in der Phantasie von Chiropraktikern. Wenn Chirotherapie jedoch gegen Rückenschmerzen eingesetzt wird, ist sie wirksam, das ist relativ gut belegt. Das ist kein Widerspruch, eine Behandlung kann wirken, selbst wenn sie auf wahnwitzigen Vorstellungen beruht. Man kann die Chirotherapie am Rücken als manuelle Therapie ansehen.
>
> (Siehe auch Seite 96f.)

Ich kehrte zurück zu meiner vorherigen Ärztin. Ihre etwas weniger rabiate Methode der Chirotherapie verringerte die Schmerzen zumindest ein wenig. Ich machte Gymnastikübungen, so, wie sie auf dem Poster einer Krankenkasse dargestellt waren. Kämpfte mich wieder ran ans Leben. Doch die Angst vor dem Schmerz begleitete mich immer. Wenn ich bei der Arbeit ein leichtes Ziehen in der ISG-Region spürte, fürchtete ich sofort, dass ich das Leben, so, wie ich es kannte, bald nicht mehr würde leben können. Früher hätte ich mich gestreckt und der Sache keine weitere Beachtung geschenkt – aber jetzt: kein Sport, kein Weggehen, sitzen nur unter Schmerzen. Ich wandelte wie auf Eiern durch die Welt, um bloß keine falsche Bewegung zu machen. Vorher war ich ein Mensch gewesen, der gelegentlich Rückenschmerzen gehabt hatte, jetzt war ich zu einem Rückenpatienten geworden. Von nun an war mein Leben davon bestimmt, alles zu tun, um die Wiederkehr des Schmerzes zu vermeiden.

Versagensgefühle kamen dazu. Was machte ich falsch? Zu schwer gehoben? Zu kalt gesessen? Je mehr ich versuchte, mich beim Sitzen besonders gerade zu halten, desto schlimmer wurden die Schmerzen und vor allem die Gedanken. Was würde werden, wenn ich den Schmerz nicht mehr losbekäme? Würde ich meine Arbeit noch machen können? Würde ich all das sein lassen müssen, was ich liebte – Laufen, Skifahren, Tanzen? Ich war jetzt schon oft schlecht gelaunt. Würde ich ein griesgrämiger, verbitterter Mensch werden, verheiratet mit seinem Schmerz statt mit einer Frau? Ich war Single, doch wie eine gute Partie kam ich mir nicht mehr vor, wenn ich zur U-Bahn humpelte.

Mit meinen bisherigen Rückenärzten war ich nicht zufrieden gewesen. Als der Schmerz mal wieder unerträglich geworden war, machte ich deshalb den Termin bei dem Orthopäden in meiner Straße, bei dem ich nun im nach Fliederduftspray riechenden Wartezimmer saß. Eine Frau in einer Art Kittelschürze sagte mir, ihr Mann habe gleich Zeit für mich. Ein Familienbetrieb also. Kurze Zeit später kam er schnaufend um die Ecke gebogen, ein kleiner Mann, der einen mächtigen Bauch vor sich herschob und das rechte Bein nachzog. Konnte er sich nicht selbst heilen? Sein Hinken schien mir kein guter Beleg seiner Fähigkeiten zu sein.

«Die Bilder sind mir zu alt», sagte er, als ich ihm das Röntgen- und das Kernspinbild hinhielt. Er klang wie Marcel Reich-Ranicki, wenn er ein Buch zerriss. Ich sollte also in der Praxis im Keller eine neue Röntgenaufnahme machen lassen. Ich humpelte in Richtung Aufzug – das war in meiner arglosen Phase, in der ich alles über mich ergehen ließ, was Ärzte verordneten. Eine halbe Stunde später schaute der Arzt sich das Bild an. «Da ist nichts!», raunzte er. Dann bat er mich auf seine Pritsche. Er humpelte um mich rum, lehnte sich so dicht zu mir, dass ich sein Aftershave riechen konnte. «Locker lassen!» Er packte mein Bein in der Kniekehle, drückte es nach unten. Das sollte wohl ein Einrenken werden. Der Arzt stöhnte, die ganze Prozedur schien ihn sehr anzustrengen. Nach zehn Sekunden gab er auf. «Ich gebe Ihnen jetzt Spritze», sagte er im Befehlston eines russischen Straflager-Kommandeurs. «Was wollen Sie mir SPRITZEN?», fragte ich, vielleicht ein bisschen hysterisch. Ich mag Spritzen nicht besonders, und von einer Injektion war bislang nicht die Rede gewesen. «Ist er nicht so ängstlich!» Er winkte verächtlich mit der Hand, zog aus einer braunen Ampulle Flüssigkeit in eine Spritze. Die Nadel hielt er gegen das Neonlicht, drückte auf den Kolben, bis ein Tropfen entlang der Kanüle nach unten rann. Ich lag mit nacktem Hintern auf einer wackeligen Pritsche, ausgeliefert einem Wahnsinnigen. Der Doktor beugte sich über mich und wurde jetzt ziemlich laut. «Ist kleine homöopathische Spritze, sonst gar nichts!» Ich wagte nicht zu widersprechen, und er stach zu. Beim Rausgehen sah ich allerdings: Auf der Ampulle stand «Diclofenac» – der Name eines herkömmlichen Schmerzmittels.

Die Schmerzen ließen nach, ich konnte wieder laufen, wenn auch nicht richtig rund. Ich hatte nicht prinzipiell etwas gegen Schmerzmittel, aber der Arzt hatte mich angelogen. Unmöglich, noch mal zu ihm zu gehen, das hatten einige Patienten vor mir wohl auch schon festgestellt. Nach zwei Tagen waren meine Schmerzen wieder da, das Schmerzmittel war keine langfristige Lösung gewesen, natürlich nicht. In einer einsamen, schmerzdurchwachten Nacht beschloss ich, dass es so nicht weitergehen konnte. Kein Arzt konnte mir helfen, ich musste mich selbst auf die Spur machen. Ein düsterer, ein kaputter Ermittler auf der Suche nach einer Wahrheit, die niemanden außer ihm interessierte.

Bernhard Arnold, Chefarzt für Schmerztherapie am Klinikum Dachau und Mitautor der Nationalen Versorgungsleitlinie Kreuzschmerz, über *Schmerzmittelinjektionen*:

Diclofenac ist ein wirksames Schmerzmittel, das bei akuten und zum Teil auch bei chronischen Rückenschmerzen für einen begrenzten Zeitraum empfohlen wird. Als Tablette eingenommen, wirkt es allerdings genauso gut, wie wenn es in den Muskel injiziert wird. Injektionen haben wie alle Eingriffe Risiken: Blutergüsse, Abszesse und Nervenschädigungen sind zwar selten, aber möglich. Auch steigt, einigen Veröffentlichungen zufolge, das Risiko für einen allergischen Schock, wenn Diclofenac gespritzt wird, gegenüber der oralen Einnahme. Diclofenac sollte deshalb nicht injiziert werden.

2. Einer von vielen

Ich begann zu recherchieren. Zuerst wollte ich mehr erfahren über das gesamte Spektrum an Rückenerkrankungen. Ich sah in der Tageszeitung, dass zwei Wochen später ein Vortrag zu Ursachen und Behandlungsmöglichkeiten von Rückenschmerzen stattfinden sollte. Referieren sollte der Chefarzt einer Wirbelsäulenklinik, Einlass nur nach telefonischer Anmeldung. Ich rief am gleichen Tag an, an dem die Anzeige erschienen war – die Veranstaltung war schon ausgebucht. Erst als ich ein bisschen jammerte, ließ sich die Dame am Telefon überreden, mich doch noch auf die Liste der Auserwählten zu setzen.

An einem Mittwochabend betrat ich ein Luxushotel. Der große Veranstaltungssaal war voll, ungefähr 400 Leute drängten sich in dem Raum. Glänzende Glaskugeln hingen von der Decke. Durch die Fenster sah man verspiegelte Hochhäuser im Abendlicht. Ich fand noch einen Platz in einer der hinteren Sitzreihen. Links vor mir saß eine Frau mit Kopftuch, etwa 40, daneben eine ältere, elegant gekleidete Dame mit Hut, circa 70, daneben ein Mann Mitte 40, weißes Hemd, gebräuntes Gesicht, dunkler Typ, nach hinten gegelte Haare. Er wirkte wie ein Angehöriger eines reichen italienischen Clans, allerdings wie einer, dem das Yacht- und Ferrarifahren gerade nicht mehr so viel Spaß machte. Er saß so übertrieben gerade und steif da, als habe er einen Stock als Wirbelsäule. Seine Gesichtszüge ließen unterdrückten Schmerz vermuten, in der Hand hielt er einen Block, jederzeit bereit, den Schmerz für einen Moment auszuhalten, um eine Notiz zu machen, die das Leiden vielleicht würde leichter machen können.

An die Leinwand war schon der Titel der Veranstaltung projiziert: «Wenn die Wirbelsäule aus der Balance gerät». Wenige Minuten später kam ein kleiner Mann im Anzug auf die Bühne und begrüßte uns Heilsuchende mit ausgebreiteten Armen und einem Lächeln – der kahlköpfige Chefarzt des Wirbelsäulenzentrums. «Schön, dass Sie heute Abend hier sind, oder auch nicht schön», sagte er. «Wenn Sie nicht hier wären, ginge es Ihnen besser!» Ja, da hatte er recht. Das Publikum lachte. Es ist nicht so, als ob wir Rückenkranken keinen Humor hätten, nur so können wir das Elend schließlich ertragen. «80 Prozent der Menschen haben in ihrem Leben mal Rückenschmerzen, 40 Prozent haben sie genau jetzt», sagte der Chefarzt. «Wer hat Schmerzen in der Halswirbelsäule?» Einige Hände gingen nach oben. «In der Brustwirbelsäule?» Nur zwei Zuhörer meldeten sich. «In der Lendenwirbelsäule?» Bejahendes Grummeln ging durch den ganzen Saal. «Die meisten Menschen haben dort Probleme, auf den Lendenwirbeln lastet der meiste Druck.»

Ich wusste es schon vorher, aber hier sah ich es deutlich: Ich war nicht allein. Im Gegenteil, ich war einer von sehr vielen. Wir Rückenschmerz-Patienten könnten Wahlen entscheiden oder eine Revolution machen – wenn wir mal fit wären. Aber wir sind gefangen in unserem Schmerz. Er lässt nicht viel Hirnkapazität frei für große Gedanken. Unsere volle Aufmerksamkeit gilt der Schmerzlinderung und deshalb auch dem Referenten auf dem Podium, dessen Power-Point-Präsentation uns Erlösung bringen könnte, vielleicht.

«80 Prozent der akuten Schmerzen heilen ohne Therapie», sagte der Chefarzt. Das wirkte offen und ehrlich, nicht, als ob er Patienten ködern wollte. Aber man kann das auch anders sehen: Rückenspezialisten müssen nicht die geringste Angst haben, dass ihnen die Patienten ausgehen. Und ja, wir, die wir hier saßen, anstatt beim Fußballspiel, im Theater oder in der Kneipe, wir waren wohl die 20 Prozent, bei denen die Schmerzen nicht von allein verschwunden waren.

«Ein großes Problem ist, wenn Rückenschmerzen chronisch werden», sagte der Chefarzt. Ein Stöhnen ging durch den Raum. «Wenn Schmerzen länger als sechs Monate andauern, prägt sich das ins Schmerzgedächtnis ein, dann kann es wehtun, sogar, wenn die organische Ursache nicht mehr vorhanden ist.» Das bedeutete, es gab nicht mehr viel Hoffnung für mich, ich hatte die Schmerzen schon sieben Monate.

Eine Frau meldete sich: «Ich bekomme ständig einen Hexenschuss. Was kann ich tun?» Sie war noch keine 20 Jahre alt – es konnte wirklich jeden treffen. «Ich müsste eine Diagnose haben, um dazu sicher etwas sagen zu können», meinte der Chefarzt. Tja, die Diagnose, sie ist oft das Problem – wie wenig Vertrauen muss man zu seinem Arzt haben, um bei einer öffentlichen Veranstaltung nach Hilfe für ein medizinisches Problem zu fragen? Antwort: so verzweifelt wie wir alle in diesem Raum. «Die Patienten mit unspezifischen Diagnosen haben es ganz schwer», sagte der Referent. «Sie rennen von Arzt zu Arzt, und keiner nimmt sie ernst.» Dem war nichts hinzuzufügen. So einer war auch ich.

Ein Bild auf der Leinwand zeigte Dutzende Therapie-Methoden, unter anderem Elektro-Therapie und Akupunktur. Der Arzt sagte: «Es gibt sehr viele Möglichkeiten – man bekommt das vom Arzt, was gerade bei ihm im Angebot ist.» Ich sah, dass die gesamte erste Reihe geschlossen nickte – das kannten wir alle. Ich sah aber auch, dass alle anderen fest und bewegungslos auf ihrem Stuhl saßen. Im Gegensatz zu mir. Ich rutschte auf der Sitzfläche hin und her, fand keine Position, in der ich schmerzfrei war. Ich steckte mein Hemd fest in die Hose, zur Sicherheit, um zu verhindern, dass mein unterer Rücken kalt und anfällig würde, obwohl es warm war und von Zugluft nichts zu spüren. Dann versuchte ich extrem gerade zu sitzen – erfolglos, weiterhin Schmerzen. War ich denn sogar hier unter den Leidensgenossen am schlimmsten dran? Ging es denn wirklich jedem besser als mir? Gemein, aber ich war erleichtert, als die Frau neben mir sich auf die Stuhllehne stützte und sich mit einem leisen Stöhnen ein wenig aufrichtete. Der Chefarzt sagte: «Es gibt sehr viele Therapieansätze – als Patient wüsste ich auch nicht, was ich machen soll.»

Dann zeigte er eine Abbildung, auf der Strichmännchen in verschiedenen Positionen zu sehen waren, daneben die Zahl der Kilogramm, die jeweils auf den Lendenwirbeln lasten. Im aufrechten Sitzen sind es 90, im Stehen 100, beim Heben mit geradem Rücken 340, mit schiefem Rücken 500 – der geringste Betrag ist neben einem liegenden Männchen mit hochgelegten Beinen zu sehen – 20 Kilo. «Stufenbett!», rief ein kundiger Herr in der Reihe vor mir.

Überhaupt zeigte sich jetzt, dass es unter den Patienten weitaus größere Experten gab als mich. Der Chefarzt projizierte Röntgenbilder auf die Leinwand. Der Mann vor mir, Halbglatze, ergrauter Bart, zuckte zusammen, als er das sah. «Uhh, ahh, das ist ja furchtbar!», stöhnte er, noch bevor der Chefarzt mit dem Laserpointer den Bandscheibenvorfall gezeigt hatte. Wenn man es wusste, konnte man eine Vorwölbung der Bandscheibe sehen, die auf den Nervenkanal drückte.

«Ich kann Sie aber beruhigen, in den USA hat man 98 Personen in einen Kernspintomographen gesteckt, die keine Rückenschmerzen hatten», sagte der Arzt. «52 Prozent der Untersuchten hatten eine vorgewölbte Bandscheibe – und

27 Prozent sogar einen Vorfall!» Das Rätsel der Rückenschmerzen: Die einen haben wie ich Schmerzen und keinen Befund, die anderen einen Bandscheibenvorfall und merken davon nichts.

Der Chefarzt war Neurochirurg und kam jetzt auf sein Gebiet zu sprechen. «Wenn ich den Hals von vorne öffne, bin ich in zwei Minuten an der Bandscheibe zwischen den Halswirbeln», sagte er. Schauerlich. «Wenn das Rückenmark gequetscht ist, kann man die Muskulatur streicheln, spritzen, massieren, das hilft dann nichts, da muss Black & Decker ran.» Der Chefarzt meinte damit die Operation. Natürlich war dieser Vortrag eine Werbeveranstaltung für seine Klinik. Allerdings konnte man ihm nicht vorwerfen, dass er hemmungslos Reklame machte. «Bei weniger als 1 Prozent der Rückenpatienten muss operiert werden – es wird viel zu oft operiert heute», sagte er. «95 Prozent der Patienten hilft die konservative Therapie, also Schmerzmittel und Physiotherapie. Jeder redet davon, aber keiner macht sie, weil sie dem Arzt kein Geld bringt.»

Eine Frau, Ende 20, meldete sich: «Hat die Operation Risiken?» Der Chefarzt lächelte: «Jeder Eingriff hat das – er kann auch tödlich sein.» – «Das ist ja erfreulich», sagte die Frau. Der Chefarzt antwortete: «Wir haben kaum Komplikationen.» Eine Frau um die 40 mit Perlenohrringen, im Business-Kostüm, fragte: «Verschwinden die Schmerzen völlig nach einer Operation?» Der Chefarzt lächelte wieder. «Wir reparieren eine Stelle, aber meistens ist es ein Fehler im System», sagte er. «Wenn die Patienten den Rücken nicht stärken, kommt das Problem oft an anderer Stelle wieder – ich sage immer: einmal Klinik-Kunde immer Klinik-Kunde.» Wir lachten. «Die Operation ist die letzte Wahl, und sie kann keine Wunder bewirken.»

Ja, wir im Publikum hatten uns natürlich Wunder erhofft,

waren aber doch froh um die Ehrlichkeit des Vortragenden. Ich fragte, was man in meinem Fall – keine Diagnose an der Wirbelsäule – machen könne. Er antwortete: «Man kann unter Röntgen- oder Kernspinkontrolle eine Spritze mit Cortison und Schmerzmittel in den Spalt des Iliosakralgelenks setzen.» Ich beschloss, dass ich erst alles andere ausprobieren wollte, bevor ich das machen lassen würde.

Gegen Ende seines Vortrags sagte der Chefarzt: «Mit 80 Jahren sollte das Problem bei den meisten gelöst sein. Dann ist die Lendenwirbelsäule so steif geworden, dass die Schmerzen weg sind.» Der Mann in Reihe eins beugte sich zu seiner Frau. «Hast du gehört, Christa? Ich muss nur noch 25 Jahre warten, dann sind die Schmerzen weg!» Die erste Reihe lachte, Galgenhumor.

Nach dem Vortrag bildeten sich Grüppchen, ein paar Frauen standen zusammen. «Vor drei Wochen konnte ich nicht mehr gehen», sagte eine. «Diesmal bin ich gar nicht mehr zum Orthopäden, sondern direkt in die Rehaklinik!» – «Ich geh auch nicht mehr zum Orthopäden», sagte eine andere. «Da heißt es ohnehin nur: Nehmen Sie Ibu 800, und machen Sie Kopfkreisen.» Ibu steht für Ibuprofen, ein beliebtes Schmerzmittel, 800 Milligramm sind die höchste Einzeldosierung.

Die Männer hatten sich inzwischen um den vortragenden Arzt versammelt. «Kann ich direkt zu Ihnen in die Klinik kommen?», fragte ein Mann. «Klar, Sie können einen Untersuchungstermin mit uns vereinbaren», antwortete der Arzt. «Allerdings müssen Sie ohne Überweisung zehn Euro Praxisgebühr bezahlen.» Der Mann winkte ab. «Wenn Sie mir helfen, bezahle ich gerne viel mehr – ich habe schon drei Operationen hinter mir, und seit der letzten vor einem Jahr sind die Schmerzen noch schlimmer als vorher.» Er erzählte, dass er jeden Tag Schmerztabletten nehme, manchmal reichten die nicht aus, dann schlucke er dazu noch Tramadol-Tropfen, ein Opioid, das kannte ich aus meiner Zeit als Zivi. Jetzt wusste ich, dass ich in keinster Weise die ärmste Sau im Saal war. Die erste Reihe hatte einfach nur still gesessen, weil sie mit Schmerzmitteln vollgepumpt war. Ich wollte alles tun, damit es bei mir nicht so weit kam.

3. Von Röntgen und Röhren

Als Nächstes stellte ich die Bilder vom Tatort zusammen. Es waren eine Kernspin- und zwei Röntgenaufnahmen innerhalb von sieben Monaten zusammengekommen, ohne Befund. Ich war froh, dass ich die Röntgen-Spur abhaken konnte, denn sie war mir zu gefährlich geworden. Das war mir bei der vorangegangenen Untersuchung in der Kellerpraxis klargeworden, als ich auf die Aufnahme gewartet hatte.

Ich saß im Gang vor einer Tür mit der Aufschrift «Kein Zutritt Röntgen». Das war eine deutliche Warnung vor einer potenziell krebserregenden Strahlung. Die Tür öffnete sich, eine Frau mit kurzen Haaren und schwarz berandeter Brille bat mich mit ernstem Gesichtsausdruck herein.

«Sie haben doch ein strahlungsarmes Gerät?», fragte ich.

«Die Strahlung, die sie hier abbekommen, ist nicht größer als bei einem Interkontinentalflug», sagte die Röntgenassistentin.

Ich überlegte, dass ich im nächsten halben Jahr noch einen Interkontinentalflug vorhatte, und zurückkommen wollte ich auch wieder. Dann hätte ich also schon dreimal so viel Strahlung im Jahr abbekommen, als wenn ich nur zu Hause und in Zügen herumsitzen würde. Dazu die vergangenen Röntgenbilder – musste ich die Reise absagen, um nicht vollends zu mutieren?

Ich legte mich rücklings auf den Röntgentisch. Die Assistentin griff den Schlitten mit der Röntgenröhre, die über mir hing, und zog ihn so in Position, dass ein beleuchtetes Fadenkreuz sich meinen Hoden näherte. Panik! Die mussten doch besonders geschützt werden, um Strahlenschäden in meinen Fortpflanzungsorganen zu verhindern! Gerade als ich das dachte, legte mir die Assistentin eine Bleischürze in den Schritt. Aber wie sollte sie wissen, wie meine Hoden genau positioniert waren? Ich hatte ja noch eine Unterhose an.

«Sind meine Hoden wirklich schon gut genug geschützt?», fragte ich.

Die Röntgenassistentin schaute mich streng an. «Vertrauen Sie mir, okay?»

«Meiner Ansicht nach könnte der Schutz ein bisschen weiter oben platziert sein ...», sagte ich.

Sie schüttelte genervt mit dem Kopf und legte mir drei weiße Plättchen auf den gesamten Genitalbereich.

«Zusätzliches Blei als Schutz?»

«Das bekommt jeder, wir passen auf unsere Patienten auf.»

Das Fadenkreuz leuchtete jetzt in meinem bleibedeckten Schritt. Warum war eigentlich nur der geschützt? Eigentlich war mein Kopf mir sogar noch etwas wichtiger als meine Hoden. Ich blickte nach oben. Dicke weiße Plastikschläuche schienen von dort die böse Strahlung in das Gerät zu pumpen. Ich sah eine Ampere-Zahl auf dem Apparat stehen, dann hörte ich das Kommando. «Einatmen – ausatmen – gar nicht atmen.» Ich hörte den Auslöser, spürte nichts – kein Wunder, dass man Röntgengeräte einst sogar in Schuhgeschäften einsetzte, um zu überprüfen, ob Schuhe den Kunden passten. Man kann sich einfach schlecht vorstellen, dass etwas, das nicht spürbar ist, schädlich sein soll. Nur mein Wissen hatte mich fürchten lassen. Das Bild ergab wie erwähnt keinen Befund.

Thomas Jung, Leiter der Abteilung Strahlenwirkungen und Strahlenrisiken im Bundesamt für Strahlenschutz, über *Risiken des Röntgens*:

Die Strahlung, die man bei Aufnahme eines Röntgenbildes abbekommt, wird oft mit der verglichen, die man bei einem Langstreckenflug abbekommt – ist das korrekt?

Typische Strahlenbelastungen für Flugreisen sind zum Beispiel für einen Flug von Frankfurt nach New York etwa 0,06 Millisievert (mSv) oder für einen Flug von Frankfurt auf die Kanarischen Inseln etwa 0,015 mSv, jeweils die einfache Strecke. Die Strahlenbelastung hängt im Wesentlichen von Flugroute, Flughöhe, Flugdauer und dem Sonnenzyklus ab. Die Strahlenbelastung oder Dosis einer einzelnen Röntgen-Zahnaufnahme, der sogenannten Lateralen Zahnaufnahme, liegt bei etwa 0,006 mSv, einer Panoramaaufnahme des gesamten Gebisses zwischen 0,02 und 0,05 mSv. Werden Röntgenaufnahmen der Lendenwirbelsäule in zwei Ebenen angefertigt, so liegt die Dosis zwischen 0,6 und 1,1 mSv. Computertomographie-Untersuchungen haben viel höhere Dosen als einfache Röntgenaufnahmen: Bei der Lendenwirbelsäule liegt die Dosis zwischen 4 und 9 mSv.

Heißt das, in einer Zeit, in der ich viel geflogen bin, sollte ich nicht auch noch ein Röntgenbild machen lassen oder umgekehrt?

Das Strahlenrisiko aus verschiedenen Quellen, zum Beispiel Röntgendiagnostik und Höhenstrahlung, addiert sich. Dabei spielt es keine wesentliche Rolle, ob sie innerhalb weniger Tage oder im Abstand von einigen Monaten stattgefunden haben. Man sollte jede Strahlung vermeiden, die nicht unbedingt notwendig ist. Das ist im Fall von Flugreisen eine individuelle Entscheidung. Was die Röntgendiagnostik betrifft, sollte man mit seinem Arzt besprechen, ob der Nutzen einer Aufnahme größer ist als das Risiko.

Man hört immer wieder, dass die Strahlung der Röntgengeräte heute geringer ist als früher – in manchen Praxen stehen aber noch recht alte Apparate. Sondern alte Geräte mehr Strahlung ab?
Das kann sein, muss aber nicht. Man kann das leider nicht verallgemeinern. Alle Röntgengeräte müssen mindestens alle fünf Jahre von einem Sachverständigen nach dem Stand der Technik auf Funktion, Sicherheit und Strahlenschutz überprüft werden. Der Arzt kann genauere Angaben zur Strahlendosis machen. Das Bundesamt für Strahlenschutz empfiehlt, jede Röntgenuntersuchung in einen Strahlenpass eintragen zu lassen. Den Röntgenpass gibt es kostenlos in Arztpraxen und beim Bundesamt für Strahlenschutz.

Bewirkt eigentlich jede noch so kleine Strahlung Mutationen?
Die krebsauslösende Wirkung ionisierender Strahlung, dazu gehören sowohl Röntgen- als auch radioaktive Strahlung, ist in zahlreichen Untersuchungen nachgewiesen worden, beispielsweise bei den japanischen Atombombenüberlebenden. Strahlenbedingte Krebs-

und Leukämie-Erkrankungen treten erst Jahre oder Jahrzehnte nach einer Bestrahlung auf.

Warum?
Mit zunehmender Dosis erhöht sich das Risiko, an Krebs zu erkranken. Im Strahlenschutz gehen wir davon aus, dass auch durch geringe Strahlenbelastungen ein – wenn auch geringes – zusätzliches Risiko für Krebs entsteht. Zentraler Grundsatz im Strahlenschutz ist deshalb, Strahlenbelastungen möglichst zu vermeiden, und falls dies nicht möglich ist, in jedem Fall so gering wie möglich zu halten. Eine medizinische Strahlenanwendung ist nur gerechtfertigt, wenn der zu erwartende gesundheitliche Nutzen für den Patienten, z. B. durch eine genauere Diagnose, größer ist als das mit der Strahlenanwendung verbundene Risiko.

Die Hoden oder Eierstöcke werden bei Röntgenaufnahmen mit einer Bleischürze abgedeckt – hilft das gegen die Strahlenbelastung?
Röntgenstrahlung schädigt die DNA, das kann zu Mutationen führen. Treten die Mutationen in Körperzellen auf, kann daraus Krebs entstehen, Schäden in Spermien und Eizellen können zu genetischen Schäden bei Nachkommen führen. Eine Abdeckung der Keimdrüsen und anderer Körperorgane mit einer Bleischürze während der Röntgenuntersuchung ist deshalb sinnvoll. Die von außen kommende Streustrahlung wird dadurch sehr stark abgeschwächt.

> *Warum schützt man nur die Keimdrüsen? Es könnte ja sein, dass ich keine Kinder haben will, mich aber vor Lungenkrebs schützen will. Wäre es dann nicht sinnvoller, die Lunge mit einer Bleischürze abzudecken?*
>
> Es sollten immer, soweit möglich, die nicht untersuchten Körperregionen mit einem Bleischutz abgeschirmt werden.
>
> *Wird das in der Praxis gemacht? Müsste dann nicht bei einer Aufnahme vom Arm oder Kopf der Rest des Körpers geschützt werden, bei einer Aufnahme der Lendenwirbelsäule die Lunge?*
>
> Bei Aufnahmen am Kopf oder von Gliedmaßen sollte der Rest des Körpers mit einer Bleischürze geschützt werden. Bei der Lendenwirbelsäule ist der Schutz der Lungenflügel schwierig, weil in der Regel in dieser Region auch Knochenstrukturen betrachtet werden sollen.

Aber es gab da ja noch diese andere Methode: Magnetresonanztomographie (MRT), auch Kernspintomographie genannt. Auch ein solches Bild hatte ich schon, beziehungsweise sehr viele, denn es werden dafür bei einer Untersuchung viele Schichten der Wirbelsäule aufgenommen. Deshalb kann man mögliche Veränderungen noch genauer erkennen. Und man bekommt keine zusätzliche Strahlung ab. Trotzdem geht die Magnetresonanztomographie nicht direkt als Spaß durch.

Als Greenhorn kam ich vollkommen unvorbereitet ins Untergeschoss einer Klinik. Ich verbrachte eine Dreiviertelstunde im Wartezimmer der radiologischen Praxis, dann kam eine brünette, sehr hübsche Frau zu mir und bat mich in die Umkleide. «Bis auf die Unterhose ausziehen, alles Metallische bitte ablegen», sagte sie. Ich ging in die Umkleide, nach weniger als einer Minute, ich hatte noch nicht mal die Schuhe ausgezogen, klopfte es. «Es geht los», sagte die Frau. Als ob in der vorangegangenen halbe Stunde nicht genügend Zeit für mich gewesen wäre, mich umziehen! Ich schlüpfte hastig aus den Klamotten, ging dann in Unterhose und T-Shirt in den Raum mit dem MRT-Gerät.

«Wie lange dauert die Untersuchung?», fragte ich.

«Ungefähr eine Stunde», antwortete die Dame mit den braunen Haaren. Sie wirkte schon etwas ungeduldig

«So lange?», sagte ich. «Dann muss ich noch was trinken.»

«Meine Güte, Sie haben jetzt den Termin!», herrschte sie mich an.

Ich kann mich nicht erinnern, in einer Arztpraxis jemals so angeschnauzt worden zu sein – ich wollte doch nur nicht verdursten im Kernspintomographen!

«Entschuldigung, ich wusste ja nicht, dass das so lange dauert», sagte ich und verschwand in der Umkleide bei meiner Wasserflasche. Trinken ist ein Menschenrecht, das lasse ich mir nicht so leicht nehmen, auch nicht von einer wild gewordenen technischen Assistentin mit schlechtem Zeitmanagement. Es besserte ihre Laune allerdings nicht, dass ich noch etwas trank. Entsprechend bockig schob sie mich in die Röhre. «Bitte absolut ruhig liegen bleiben», sagte sie, dann fuhr ich ein.

Direkt über mir war die Decke, es war verdammt eng. Tief durchatmen, dachte ich. Nur keine Panik bekommen. Nach zwei Minuten hatte ich schon das dringende Bedürfnis, meinen Kopf anders zu betten, nach fünf Minuten hätte ich gerne meinen Hintern etwas weiter links positioniert. Es war eine Qual, vollkommen unbeweglich zu liegen. Ich wurde erst davon abgelenkt, als ich plötzlich enorme Angst bekam – war nicht der Druckknopf an meiner Unterhose aus Metall? Ich wusste nicht mehr, welche ich am Morgen angezogen hatte, und ich durfte meinen Kopf nicht bewegen, um an mir hinuntersehen zu können. Würde ich jetzt versengt werden oder durch die Röhre geschleudert, weil der Riesenmagnet mich anziehen würde? Aber ich konnte jetzt schlecht schreien: «Stopp, ich muss meine Unterhose überprüfen!» Die Stimmung war eh schon so mies. Das metallische Scheppern wurde lauter, die Beeps und Klongs schneller, eine kurze Ruhepause, dann ging es wieder von vorne los. Aber an meiner Unterhose tat sich zum Glück nichts.

Jetzt, ein paar Monate später, als ich mich entschlossen hatte, kritischer zu sein gegenüber Ärzten, hielt ich die Bögen wieder in der Hand, x-fache Ausführungen meiner Lendenwirbelsäule. Meine Orthopädin hatte darauf keine krankhaften Veränderungen erkennen können – aber vielleicht würde ein anderer Experte etwas sehen? Ich wollte jetzt einfach den besten Rückenarzt der Stadt finden, und wer sollte mir besser dabei helfen können als eine Medizinerin? Als ich das nächste Mal bei meiner Hausärztin war, erzählte ich ihr von meinen Rückenschmerzen, gegen die noch niemand etwas hatte ausrichten können. Sie senkte die Stimme: «Der Einzige, der Ihnen noch helfen kann, ist Dr. Krabbe.»
 Als ich zu Hause war, rief ich in seiner Praxis an. Der nächste freie Termin war in zwei Monaten. Ich nahm ihn.

4. Richtig liegen?

Es war nicht so, dass ich bis dahin nur in Arztpraxen gewesen war, um meine Rückenschmerzen in den Griff zu bekommen. Denn wer Rückenschmerzen hat, kann eigentlich nichts mehr richtig machen. Sitzen? Unnatürlich! Stehen? Schädlich! Laufen? Staucht! Liegen? Kontraproduktiv! Es ist offensichtlich, dass das Leben kompliziert wird, wenn man all dies vermeidet oder es zumindest versucht. Rückenschmerzpatienten durchforsten ihren Alltag ständig nach der Quelle ihrer Pein. Weil der Schmerz allgegenwärtig ist und mit allem zusammenhängen kann, ist nichts davor sicher, als Auslöser ins Visier genommen und ausgemistet zu werden. Möbelstücke, Gewohnheiten, Partner – alles steht zur Disposition.

Am Anfang: die Möbel. Ich schlief auf einer Matratze von Ikea, als mein Rücken begann zu schmerzen, besonders morgens nach dem Aufwachen. Es war naheliegend, zu denken: Das Ding taugt nichts, da muss was Neues her. Ich hatte bei meinem Orthopäden gefragt, aber dort weitgehend Desinteresse geerntet. «Sie sollten nicht durchhängen im Kreuz», mehr bekam ich nicht als Antwort – und das hatte ich mir tatsächlich auch selbst schon gedacht. Man liegt ein Drittel seines Lebens im Bett, warum ist es den Ärzten so egal, wie man liegt?

Es blieb also nur das «Schlafland», ein Bettengeschäft mit Weltruhm. Zumindest in unserer Stadt. Deshalb fuhr ich an einem Abend im Spätsommer mit meinem Freund Jörn, strohblond, breites Kinn, noch breiteres Kreuz, in seinem Ford Scorpio ins örtliche Industriegebiet. Wir betraten den Laden, passierten die Bettdecken und Kissen im Untergeschoss, fanden im ersten Stock eine ganze Etage mit Matratzen – und eine freundliche Fachverkäuferin. Sie war Mitte 50, ging leicht gebückt und schaute neugierig durch ihre große Brille.

«Ich habe Rückenschmerzen und suche deshalb eine neue Matratze», sagte ich.

Jörn stand eine Unterarmlänge hinter mir. «Latex, soll doch gut sein», sagte er.

Die Verkäuferin lächelte uns an. «Latex ist ziemlich teuer», sagte sie. «Kaltschaummatratzen mit den gleichen Eigenschaften kosten nur die Hälfte.»

Ich war Berufsanfänger und wollte möglichst wenig ausgeben.

«Das hört sich gut an», sagte ich.

Die Verkäuferin führte uns in eine Ecke, es gab viele Kaltschaummatratzen, die Fußenden waren jeweils mit einer Gummimatte abgedeckt. «Am besten, Sie probieren mal ...»

Jörn ließ sich schon rückwärts auf die erste fallen und rollte mit prüfendem Blick hin und her. Ich warf mich auf die nächste, fand sie recht weich, wechselte auf die gegenüber. «Tja, eigentlich müsste man hier mal probepennen – wie soll ich sonst wissen, was gut für mich ist?» Die Verkäuferin lächelte und sagte nichts, Probepennen war wohl nicht im Angebot.

«Was sagst du?», fragte ich Jörn.

«Ich finde diese hier ganz gut», antwortete er. Ich wechselte auf die Matratze, auf der er gelegen hatte.

«Das ist unsere Sieben-Zonen-Kaltschaummatratze mit integrierter Schulterstütze», sagte die Verkäuferin. «Ein Spitzenmodell.»

«Ich finde sie ziemlich weich», sagte ich. «Müssen gute Matratzen nicht hart sein?»

«Das hat man früher gesagt – heute weiß man, dass gute Matratzen sich der Form der Wirbelsäule anpassen müssen», sagte die Verkäuferin. «Sie sollten nur gleichzeitig stützen.»
«Was soll die denn kosten?»
«Das kommt auf die Breite an.»
«Ich weiß noch nicht, ich brauche auch ein neues Bett ...»
«Nimm ruhig etwas Breiteres – du hast ja bestimmt mal Besuch», sagte Jörn und grinste.
«Die Variante in 1,40 Meter kostet 599 Euro.»
«So teuer?»
«Qualität hat ihren Preis – außerdem ...», sie lächelte jetzt in Jörns Richtung, «... kann der Mitschläfer ja auch etwas dazu bezahlen.»
Jörn grummelte etwas Unverständliches und wandte sich ab. Es stellte sich heraus, dass ich zu der Matratze zumindest noch einen Lattenrost brauchte – am besten mit vielen dünnen Latten, jeweils 2-Punkt-gelagert, auf Kautschukkappen, Preis 350 Euro. Dazu kam noch der Preis des neuen Betts. Ich überlegte einen Moment im Liegen – das war ziemlich teuer. Aber dann war da der erlösende Gedanke, meine Rückenschmerzen loszuwerden. Ich war bereit, dafür alles zu geben, was ich übrig hatte. Ich bestellte also die Matratze und den Lattenrost, sie sollten geliefert werden.
Wieder im Auto, war Jörn einigermaßen schlecht gelaunt. «Mitschläfer, die hat sie wohl nicht mehr alle», raunzte er. «Mit dir geh ich nie wieder etwas kaufen, am Ende hält man uns noch für schwul, wenn wir nur Getränke holen.»
«Ach, komm, das war doch lustig», sagte ich. «Außerdem denkt die Dame jetzt, dass sie ein Pärchen glücklich gemacht hat – das ist wahrscheinlich schöner als das Gefühl, einem jungen Typen ein überteuertes Bett aufgeschwatzt zu haben.»

Leider änderten die sieben Zonen der Matratze nichts an meinen Rückenschmerzen. Einmal, als sie besonders schlimm waren, hatte ich den Verdacht, dass ich mit dem Hintern in der falschen Zone gelegen hatte. Aber als ich die Gebrauchsanweisung noch mal durchlas, sah ich, dass diese Zone so groß war, dass man sie wirklich nicht verfehlen konnte, es sei denn, man legte sich quer ins Bett, was ich nicht tat. Ich gewöhnte mich an das dicke weiche Ding. Aufsehen erregte es nur bei Umzügen. Die Matratze war so wabbelig, dass sie nicht aufrecht an einer Wand lehnen konnte, sondern zusammensackte. Damit war sie quasi nicht transportabel, bis mein Bruder das Biest mit rotem Kopf und zwei alten Riemen zu einer Rolle zusammenschnürte. Er schnaufte: «Das gegürtete Schwein werde ich jetzt ins Auto wuchten.»

So bekam die Matratze ihren Spitznamen, aber die Probleme wurden durch sie nicht weniger. Ich erwachte frühmorgens regelmäßig mit Rückenschmerzen. Eines Tages war ich sicher, dass die Matratze wegmusste – zu weich.

In einem Kaufhaus in der Innenstadt waren mal wieder Matratzen im Angebot. Hier gab es zwar keine Beratung, aber ich legte mich rundum auf alle Ausstellungsstücke und entschied mich schnell – wieder für eine Sieben-Zonen-Kaltschaummatratze, aber diesmal für eine, die sehr viel härter war als mein vorheriges Modell. Das alte Stück hievte ich mit Hilfe meiner Mitbewohnerin vom Bett, wir versuchten sie an einer Wand abzustellen, aber sie klappte gleich zusammen. Ich schenkte sie meinem Bruder, er war der Einzige, der sie mit Hilfe zweier Gurte abtransportieren konnte. Als er sie mal wieder mit hochrotem Kopf ins Auto geworfen hatte, war ich sehr erleichtert.

Leider war das nicht das Ende meiner Rückenschmerzen –

sie waren unvermindert da. Oder waren sie sogar mit der neuen Matratze schlimmer geworden? Mit der Zeit erschienen mir die Tage auf der alten Matratze als das Paradies. Es kam das Wochenende, an dem ich meinen Bruder bat, sie wieder zurückzubringen. Er ist sehr gutmütig und liebt körperliche Herausforderungen, deshalb stand er eine Woche später mit der alten Matratze wieder keuchend vor meiner Wohnungstür. Um die Zahl der Matratzentransporte zu senken, beschlossen wir, dass ich erst mal beide Matratzen behalten und im Vergleich testen solle. Das tat ich für sechs Monate. Das Ergebnis war: Welche Matratze ich verwendete, machte anscheinend keinen Unterschied für meine Rückenschmerzen. Um nicht ganz das Gefühl zu haben, die 700 Euro für die neue Matratze umsonst ausgegeben zu haben, bat ich meinen Bruder mal wieder, das gegürtete Schwein abzuholen. Er tat es mit Freude.

Wer Rückenschmerzen hat, kommt auf seltsame Ideen – und manche können einen ins Milieu führen. Eine Idee wurde langsam zur Obsession: Ich war mir sicher, dass ein Wasserbett alle meine Probleme würde lösen können. Es würde sich anschmiegen an meinen Rücken und ihn gleichzeitig perfekt stützen. Leider ist ein Wasserbett ziemlich teuer. Außerdem muss man das Wasser im Bett heizen, was zusätzlich Strom kostet. Es ist drittens gefüllt so schwer wie ein Kleinwagen. Besonders in einem Altbau wie dem, den ich bewohne, muss man erst mal klären, ob der Boden (oder die Decke der Nachbarn) dem Gewicht überhaupt standhält. Und wie bekommt man eigentlich das Wasser rein in die Matratze und wieder raus? Gartenschlauch? Das gibt doch eine Riesenschweinerei im Schlafzimmer. Oder, wenn nicht, wie schafft man es die Treppen hoch mit Inhalt?

Kurzum: Ein Wasserbett kann man nicht mal eben testen und notfalls schnell vom Bruder abtransportieren lassen. Das sah ich nach kurzer Rücksprache mit ihm ein. Wie aber konnte ich herausbekommen, ob es mir wirklich würde helfen können?

Als schließlich eine Dienstreise in eine Stadt in Ostdeutschland anstand, kam mir eine Idee, und ich suchte im Internet nach Hotels mit Wasserbetten. Auf einer Webseite, die in ihrer Schwarz-Weiß-Optik aussah wie aus den Gründerzeiten des Internets, gab es eine Zusammenstellung. Ich fand ein Hotel, das laut Karte allerdings nicht in der Innenstadt war. Als ich dort anrief, hieß es, es sei nur zehn Minuten entfernt vom Bahnhof.

«Ist das Zimmer mit Wasserbett für den Donnerstag noch frei?», fragte ich.

Der Mann am Telefon wirkte verwundert. «Ja, das ist noch frei», antwortete er.

«Dann würde ich das gerne nehmen.»

Erstaunlicherweise kostete das Zimmer nur 60 Euro. Vor Ort zeigte sich dann, dass das Hotel mit öffentlichen Verkehrsmitteln 30 Minuten vom Zentrum entfernt war. Ich nahm ein Taxi. Das Hotel lag direkt an einer großen Straße, in deren Mitte die Straßenbahnen weiter stadtauswärts rumpelten. Die Vorderseite des alten Gasthofs war mit einem Glasanbau erweitert worden – der Frühstücksraum für die Busladungen, die am Wochenende kamen, erfuhr ich später. Die Theke war die Rezeption, es roch nach Frittenfett. «Ihr Zimmer befindet sich im Nebenhaus, vorne am Haus vorbei, der Eingang auf dem Hof.»

Ich rollte meinen Koffer über Kopfsteinpflaster, schleppte ihn dann in den zweiten Stock. Als ich die Tür öffnete, kam mir ein Geruch Marke Wunderbaum entgegen. Das konnte aber kaum die geruchlichen Überreste des kalten Rauchs überdecken, der hier über Jahre im Raum gestanden haben musste. Das Zimmer war groß, die Möbel Furnier, kunststoffbeschichtet, Plastikblumen auf der Fensterbank. Und da stand es in der Mitte des Raums: das Wasserbett, 1,60 Meter breit. Ich drückte mit der Hand aufs Laken – es gab sanft nach, wie es nur Wasser kann. Doch warum gab es hier eigentlich in diesem gutbürgerlichen Haus eine Suite mit Wasserbett?

Ich bekam die Antwort kurze Zeit später. Ich ging noch mal nach draußen, um zu fragen, wann es Frühstück gebe und wann ich auschecken sollte. Als ich außen am Haus vorbeiging, sah ich hinter einem Bauzaun eine Tür, über der stand «Bar». Sie war mit comicartigen vollbusigen Frauenfiguren versehen. Der Laden war augenscheinlich nicht mehr geöffnet, aber ich brauchte nicht viel Phantasie, um das hier einzuordnen. Ich war als Rückenkranker in einen ehemaligen Puff geraten.

Alles war ausgesprochen sauber – nein, es gab keinen Grund, sich über mangelnde Hygiene zu beklagen. Ich putzte mir die Zähne und legte mich hin. Weich war das, wenn ich mich drehte, spürte ich das Wasser schwappen. Bestimmt hatte dieses Zimmer schon mehr Action gesehen als einen Typen, der einfach nur pennen wollte – und aufwachen ohne Rückenschmerzen. Leider erfüllte sich mein Wunsch nicht. Auch das Wasserbett war kein Wunderding, das mir meine Schmerzen nehmen konnte, wenigstens für diese Gewissheit war mein Aufenthalt gut gewesen. Als ich am nächsten Morgen auscheckte, hatte ich das Gefühl, dass der schnauzbärtige Mann an der Rezeption mich seltsam ansah. Vielleicht fragte er sich, warum ich allein das Wasserbettzimmer gebucht hatte. Auf der langen Taxifahrt zum Bahnhof fragte ich mich das jedenfalls.

Professor Bernd Kladny, Präsident der Deutschen Gesellschaft für Orthopädie und Orthopädische Chirurgie und Chefarzt für Orthopädie an der Fachklinik Herzogenaurach, über *die richtige Matratze für Rückenschmerzpatienten*:

Ein Patient muss ausprobieren, ob er auf einer Matratze gut liegt, und wenn das der Fall ist, sind alle Dogmen überflüssig, zum Beispiel, dass man möglichst hart liege sollte. Früher hat man Menschen mit Rückenproblemen auf Türen gelegt oder auf den nackten Boden. Dann gab es Zeiten, wo der japanische Futon, mit Rosshaar und anderen Zutaten, als Maß aller Dinge galt. Aber wenn mit einer solchen Matratze Rückenschmerzen wirklich geheilt werden könnten, dann würde die sich auf Dauer durchsetzen. Da das nicht der Fall ist, muss jeder nach der für ihn besten Lösung suchen. Meiner Ansicht nach ist es eine stimmige Überlegung, dass eine Matratze in Einheit mit dem Lattenrost dafür sorgen soll, dass Ihre Wirbelsäule nicht durchhängt. Aber Menschen merken, wenn sie auf einer durchgelegenen Matratze liegen, wenn sie zu hart oder zu weich ist, wir erleben das öfter in der Klinik. An unseren Betten kann man die Einstellung des Lattenrosts ändern. Prinzipiell ist es sinnvoll, wenn die Matratze im Bereich der Schultern und des Beckens ein bisschen mehr nachgibt, denn wenn wir auf der Seite liegen, sind wir ja nicht völlig gerade, sondern haben dort Ausbuchtungen. Wenn die Wirbelsäule geradeliegt, das ist die Idee dahinter, haben die Bandscheiben in der Ruhe wieder die Möglichkeit, sich auszudehnen und Flüssigkeit sowie Nährstoffe aufzunehmen – anders, als wenn Bandscheiben in ungünstiger Lage beim Schlafen unsymmetrisch zusammengedrückt werden. Aber ich würde die Matratzenwahl nicht überbewerten, die körperliche Aktivität über den Tag ist viel wichtiger für einen schmerzfreien Rücken als das Liegen in der Nacht.

5. Audienz beim Guru

Die zwei Monate Wartezeit auf den Termin beim legendären Dr. Krabbe waren vorbei. Die Pforte des kleinen Krankenhauses war nicht besetzt, und im Foyer brannte nur eine Notbeleuchtung. Meine schleppenden Schritte hallten durch die leere Eingangshalle, bei jedem Auftreten schoss mir der Schmerz in den unteren Rücken. Unter dem Arm trug ich eine dicke Akte, sie bestand aus Befunden, vielen Bildern von Röntgengeräten und Kernspintomographen. Ich sah mich in einem Spiegel: schmerzverzerrter Gesichtsausdruck, gekrümmter Gang – der Ermittler wirkte geschlagen. Aber ich hatte noch nicht aufgegeben. Deshalb war ich hier, unterwegs zum legendären Dr. Krabbe.

Auf dem Weg zum Aufzug lief ich an einem mannshohen Kreuz vorbei, an Heiligenbildern und einem in Holz gerahmten Spruch: «Die Heilung des Körpers ist nur etwas auf Zeit, die Heilung der Seele ist für die Ewigkeit.» Hier konnte anscheinend einzig der Glaube trösten – seltsam für einen Ort, von dem ich hoffte, dass man mir mit Wissen helfen würde. Ich fühlte mich beklommen in dieser Geisterklinik, in der kein Mensch zu sehen und die Topfpflanzen aus Kunststoff waren. Hatte meine Hausärztin mir die richtige Adresse gegeben? Vielleicht gab es seine Praxis nicht mehr, vielleicht war sie wie meine Heilung eine Illusion?

Ich war erleichtert, als ich schließlich im dritten Stock eine hell erleuchtete Praxis betrat und dort einen Menschen in weltlich weißer Arbeitskleidung vorfand. Eine Arzthelferin um die 50, mit blondgefärbten Haaren, streng zu einem Zopf zurückgelegt, gab mir ein paar Formulare. Falls die Krankenversicherung nicht zahle, übernähme ich die Kosten. Ich unterschrieb, ohne zu zögern.

Im Wartezimmer saßen auf Stühlen aus verchromtem Stahl und weißem Leder zwei ältere Damen. Sie unterhielten sich angeregt und abschätzig über frühere Orthopäden. Ich nickte zur Begrüßung, sie reagierten mit einem skeptischen Blick. «Wieder einer, der uns die kostbare Zeit beim Doktor streitig macht», so interpretierte ich das. Ja, ich hatte es geschafft und einen Termin beim Rücken-Guru der Stadt – zumindest fast, denn ich musste anderthalb Stunden warten. Die Zeit schleppte sich dahin im sterilen Weiß des Wartezimmers. Grelle Neonröhren machten es sinnlos, auch nur kurz die Augen zu schließen und ein bisschen zu entspannen. Warten auf Dr. Krabbe hieß warten – und sonst nichts.

Dann durfte ich ihm die Hand schütteln. «Guten Tag», sagte er mit sanfter Stimme und einem Lächeln, das ganz im Widerspruch zum kalten Interieur seiner Praxis stand. Dr. Krabbe war ein großer Mann mit schlohweißem Haar. Er erinnerte mich an Klekih-petra, den weisen alten Mann in den Winnetou-Filmen der sechziger Jahre, und er musste kurz vor der Pensionierung stehen. Vielleicht war er auch schon 70 und machte nur weiter, um Menschen wie mir zu helfen. Ein selbstloser Held, so wollte ich ihn sehen.

«Machen Sie sich bitte frei», sagte er.

Er legte seine linke Hand auf mein linkes Schulterblatt, klopfte mit seiner rechten darauf. Wanderte so weiter zum Bauch. Dann nahm er einen Reflexhammer und prüfte den Kniesehnen-Reflex. Dabei murmelte er: «Mmh, gut, das funktioniert noch.» Es freute mich, dass er tatsächlich noch einwandfrei arbeitende Nerven und Muskeln gefunden hatte.

«Hilft gegen Ihre Schmerzen eher Wärme oder Kälte?», fragte Dr. Krabbe. Ich sagte: «Wärme.» Er lachte triumphierend: «Das dachte ich mir.» Anscheinend hatte er schon eine heiße Spur entdeckt. Er nahm sich 20 Minuten für das Gespräch mit mir und die Untersuchung. Das hatte ich bis dahin noch nicht erlebt.

«Trinken Sie Milch?», fragte er mich.

«Äh, ja ...», sagte ich, verwundert, dass ihn selbst meine Ernährung interessierte, die ich bis dahin noch nicht mit meinen Rückenschmerzen in Verbindung gebracht hatte. Er nickte wieder wissend.

Dann griff er in die braune Papiertüte mit den Röntgenbildern, hielt erst das neueste, dann das zweitneueste gegen das Licht. Vor dem schwarzen Hintergrund zeichneten sich weiß die abgeflachten Zylinder meiner Wirbelkörper ab, umgeben von einer Art Rauchwolke, wahrscheinlich Schatten meiner Organe. Mir wird es immer ein Rätsel sein, wie man Röntgenbilder interpretiert, das gehört zum Herrschaftswissen der Ärzte. Dr. Krabbe sagte nichts und erweckte den Eindruck, dass da ein Genie bei der Arbeit war, das man jetzt bloß nicht mit blöden Fragen stören sollte. Nachdem er wortlos auch noch alle Schichten meiner Wirbelsäule auf den Ausdrucken meiner Kernspinbilder betrachtet hatte, fragte ich dennoch: «Sehen Sie irgendwo eine Ursache für meine Schmerzen?»

«Nein, einen klaren Befund kann ich hier nicht stellen ...»

Er antwortete genauso wie die anderen Ärzte, von denen ich kam. Aber im Gegensatz zu ihnen wirkte er nicht ratlos, sondern ging zu einem weißen Schrank in der Ecke und kam mit einer Art Schuhkarton wieder. Er griff hinein und gab mir ein kleines Fläschchen. «Nehmen Sie das bitte in die rechte

Hand, und halten Sie es hinter Ihren Rücken.» Den linken Arm dagegen sollte ich im rechten Winkel vom Körper wegstrecken. Ich tat wie mir geheißen.

Dr. Krabbe wirkte jetzt, als ob er das Rätsel gleich gelöst haben würde. Er drückte von oben fest auf meinen ausgestreckten Arm. Dr. Krabbe war nicht nur weise, sondern auch stark: Ich kam nicht gegen ihn an und musste den Arm sinken lassen. Er kramte im Karton, gab mir ein anderes Fläschchen, drückte wieder auf den Arm – diesmal konnte ich ihn in der Horizontalen halten. Ich hatte den Eindruck, dass er jetzt weniger fest gedrückt hatte, aber er sagte: «Wusste ich es doch!»

Er wiederholte die Prozedur etliche Male mit weiteren Fläschchen, dann schrieb er mir «Symphytum D6», ein homöopathisches Medikament, aufs Rezept. Verglichen mit den anderen Mitteln, hätte das meinen Rücken «am stärksten» gemacht. Dadurch, dass ich es hinter meinen Rücken gehalten hatte? Der kritische Ermittler in eigener Sache meldete sich. Ich sagte: «Entschuldigung, aber diese Methode scheint mir nicht sehr exakt zu sein.» Er lächelte wissend. «Probieren Sie das Medikament aus, man muss nicht daran glauben, damit es wirkt.»

Auf dem Nachhauseweg holte ich mir das braune Fläschchen mit den weißen Kügelchen aus der Apotheke. Warum nicht einmal der Alternativmedizin eine Chance geben? Zwei Wochen später waren meine Rückenschmerzen auf einem so erträglichen Level, dass ich mich wieder ohne Schmerzen zu Fuß fortbewegen konnte. Ich war glücklich. Wahrscheinlich das Einzige, was mich davor bewahrte, ein Homöopathie-Gläubiger zu werden, war: Ich hatte noch kein einziges Kügelchen genommen. Ich war unterwegs gewesen und hatte das Fläschchen zu Hause vergessen.

Die gute Nachricht. Bei 80 Prozent der Menschen, die Rückenschmerzen haben, verschwinden sie von alleine wieder. Allerdings ist die Wahrscheinlichkeit sehr hoch, dass sie zurückkommen. Man kann natürlich warten – oder homöopathische Medikamente nehmen, das kommt aufs Gleiche raus. *Homöopathie* wird von vielen Menschen gleichgesetzt mit pflanzlichen Wirkstoffen. In Wirklichkeit müsste man es mit «Kein-Wirkstoff» gleichsetzen – oder mit Zucker. Denn das Prinzip der Homöopathie besteht darin, dass Wirkstoffe verdünnt werden – so stark, dass sie im Endprodukt, den homöopathischen Kügelchen, die in ihrer Grundsubstanz aus Zucker bestehen, nicht mehr nachweisbar sind. Die Verdünnungen werden in sogenannten Potenzen angegeben. D6 bedeutet, dass die Ausgangssubstanz eins zu einer Million verdünnt ist. Im Endprodukt ist die Menge der Verunreinigungen, zum Beispiel vom enthaltenen Kalk im Verdünnungswasser, größer als die der Ausgangssubstanz. Aber D6 ist noch eine schwache Potenz, üblich sind sogar D30-Verdünnungen. Diese Verdünnung ist so stark, wie wenn man ein Stück Zucker im Wasser vom Volumen von 30 Erdkugeln auflösen würde. Wie soll ein Wirkstoff wirken, der nicht vorhanden ist? Edzard Ernst, Inhaber des ersten Lehrstuhls für Alternative Medizin weltweit in Exeter, Großbritannien, hat alle Studien zur Wirksamkeit der Homöopathie ausgewertet und konstatiert: «Die Prinzipien der Homöopathie stehen im krassen Widerspruch zu den Erkenntnissen der Wissenschaft. Die rund 200

> klinischen Studien zeigen in ihrer Gesamtheit nicht, dass Homöopathika einem Placebo überlegen sind.» Wobei der Placebo-Effekt recht stark sein kann, wenn man an die Wirksamkeit glaubt. Zudem investieren viele Homöopathen mehr Zeit und Aufmerksamkeit in ihre Patienten als mancher Schulmediziner, das kann heilsam sein. Trotzdem sagt Edzart Ernst: «Der Einsatz von Homöopathika als ungefährlichen Placebos ist ethisch nicht zu rechtfertigen. Homöopathie kann für die medizinische Routine nicht empfohlen werden.»

Trotzdem war ich immer noch froh, in der Kartei des vielumworbenen Dr. Krabbe zu sein. Ich fühlte mich auserwählt. Ich hoffte weiterhin, dass sein Ruf auf etwas anderem gründete als auf seinem Aussehen und seinen geduldig geführten Gesprächen. Ich hatte zwei Monate bis zum nächsten Termin. Dann, die Hälfte der Zeit war vorbei, schoss nach einem langen Bürotag der Schmerz wieder in meinen Rücken, links, direkt oberhalb vom Gesäß. Wie ein Messerstich, heimtückisch von hinten, ich war chancenlos. Der Schmerz war schlimmer als je zuvor und ließ mich erstarren, ich musste jede Bewegung wie in Zeitlupe ausführen, um ihn bloß nicht zu provozieren. Manchmal schien sich die Klinge in meinem Rücken zu drehen, sodass die Schmerzregion größer wurde. Dann strahlte er aus wie noch nie, ins linke Bein bis unter die Fußsohle.

Ich nahm die Symphytum-Kügelchen bis zum Termin, doch die Schmerzen änderten sich nicht. Als ich das Dr. Krabbe erzählte, ordnete er ein Röntgenbild an. Er wollte eine Aufnahme der unteren Wirbelsäule machen, auf der man auch die komplette Beckenschaufel sehen konnte. Tatsächlich hatte ich ein solches Bild noch nicht in meiner Sammlung. Ich ließ mich dazu überreden, obwohl von der Wirbelsäule (ohne den Beckenknochen drum herum) wenige Monate zuvor erst ein Bild gemacht worden war. Eine Stunde später stand ich mit Dr. Krabbe vor dem Leuchtschirm im Arztzimmer. Das Bild war schön, kaum Nebel verdeckte die Beckenschaufeln und die Wirbelkörper.

«Was sehen Sie?», fragte ich.

«Kein krankhafter Befund, weder an der Wirbelsäule noch am Becken, noch im Gelenk dazwischen ...», sagte Dr. Krabbe.

Ich ärgerte mich über das unnötige Röntgenbild und steckte die Aufnahme in meine Akte. Doch Krabbe ließ sich nicht entmutigen, er war der Held, der immer weiterwusste. Und er hatte jetzt einen verhängnisvollen Verdacht. «Ich vermute einen entzündlichen Prozess», sagte er.

«Heißt das, ich könnte dann einfach ein Medikament gegen die Entzündung nehmen, und dann wäre alles wieder gut?», fragte ich.

Dr. Krabbe schüttelte den Kopf. «Nein, ich vermute eine Art Rheuma, genannt Morbus Bechterew.» Morbus, das hörte sich nicht gut an.

«Was ist das?», fragte ich.

«Wichtiger ist erst einmal, ob Sie dieses Krankheitsbild überhaupt haben», sagte er. «Sie brauchen einen Termin beim Rheumatologen, und ich brauche ein neues Bild, eine Szintigraphie.»

«Warum denn das schon wieder?»

«Diese Methode ist die einzige, die mir sicher sagen kann, ob die Krankheit vorliegt.»

«Ist das mit Strahlung verbunden?»

«Ja, aber die Methode ist vollkommen ungefährlich.»
Ich ergab mich und bekam eine Überweisung.

Zu Hause informierte ich mich über das Verfahren. Man schluckt eine radioaktive Substanz, die sich speziell in Knochenentzündungen anreichert. Daraufhin beginnen diese Stellen so stark zu strahlen, dass sie auf Fotopapier Muster hinterlassen. Ich las, dass man bei Kindern, Jugendlichen und Schwangeren auf die Untersuchung verzichten und dass man zudem als Erwachsener 24 bis 48 Stunden engen Kontakt mit Kindern vermeiden solle, weil man ja strahle! Für mich hörte sich das nicht nach «ungefährlich» an.

Noch schlimmer war, was ich über Morbus Bechterew im Internet las. «Die Erkrankung ist eine verbiegende/versteifende Wirbelentzündung mit Schmerzen und Versteifung von Gelenken.» Im schlimmsten Fall komme es zur Abnutzung der Wirbelkörper an den Rändern und einer Entzündung mit anschließender Zerstörung der Übergänge zwischen Bandscheibe und Knochen. Folge sei dann die vollkommen unbewegliche sogenannte «Bambuswirbelsäule». Was für ein beschönigender Ausdruck! Ich spürte den Schmerz im Rücken und Schweiß auf meiner Stirn. War dies das Ende meines Lebens, wie ich es kannte? Dr. Krabbe hatte eine Fährte zum Rheuma gelegt, die mich noch lange beschäftigen sollte.

Ich vereinbarte einen Termin bei einem Rheumatologen und fragte am Telefon, ob der Arzt zur Diagnose eines Morbus Bechterew eine Szintigraphie bräuchte, ich könne dann ja das Bild gleich mitbringen, damit wir keine Zeit verlören. Die Sprechstundenhilfe wirkte irritiert: «Zindi... was?» Ich buchstabierte. Sie legte den Hörer beiseite, um den Arzt zu fragen. Nach einer Minute kam sie zurück und sagte: «Nein, auf einer Kernspintomographie mit Kontrastmittel kann man das genauso gut sehen – aber kommen Sie erst mal vorbei, dann sehen wir weiter.» Ich legte auf. Das war der Moment, an dem ich mich endgültig von meinem Rückenguru abwendete. Er hatte mir Placebo-Medizin und Strahlung angeboten, das war alles.

6. Sitz-Saga

Nachdem mir der Bettenwechsel nicht geholfen hatte, entwickelte ich den Verdacht, dass meine Sitzposition an allem schuld sei – schließlich hatte ich ja vom langen Sitzen die ärgsten Schmerzen bekommen. Mein Schreibtischstuhl war ebenfalls noch von Ikea, auch er schien mir nicht mehr adäquat zu sein. In dem Unternehmen, in dem ich damals arbeitete, gab es einen Beauftragten für Arbeitsschutz. Ich erinnerte mich, wie er den Arbeitsplatz eines Kollegen vermessen und angeordnet hatte, dass dessen Bildschirm höher angebracht und seine Füße auf einem Fußbänkchen gelagert werden müssten. Der Arbeitsplatz wurde vom Arbeitgeber nach diesen Vorgaben umgestaltet. Hier achtet man auf seine Angestellten, dachte ich. Ich war allerdings nur Praktikant, dann Schwangerschaftsvertretung, eingestellt über einen Buchhalter-Trick. Um meinen Arbeitsplatz kümmerte sich also niemand.

Aber als neue Bürostühle geordert wurden, bestellte ich mir den gleichen für meinen heimischen Schreibtisch, an dem ich immer mehr Zeit verbrachte, weil ich mich Stück für Stück selbständig machte. Der sollte wohl allen Anforderungen des Arbeitsschutzes genügen. Es dauerte ein bisschen, bis ich alle Möglichkeiten entdeckt hatte, wie man den Stuhl verstellen konnte. Sitzfläche und Rückenlehne ließen sich separat hoch- und runterfahren, die Lehne sich neigen, außerdem konnte man sie wahlweise arretieren oder so einstellen, dass sie sich mit dem Oberkörper mitbewegte, wenn man sich vor- oder zurücklehnte. Einmal hätte ich mich mit dem entstehenden Katapult-Effekt fast in meinen eigenen Bildschirm geschossen, aber das war ein Versehen. Ich saß sehr gut in dem neuen Stuhl – nur die Rückenschmerzen blieben.

Zu der Zeit, in der ich nach langem Sitzen auf Bierbänken die schlimmsten Rückenschmerzen gehabt hatte, begann meine Keilkissen-Sucht. Im Orthopädie-Geschäft hatte ich es gesehen, himmelblau, Aufschrift: «Keilkissen – Die angenehme Entlastung für Ihre Bandscheiben», darunter war ein Bild zu sehen. Eine Frau saß auf einem Stuhl, unter ihr das Keilkissen, hinter ihr eine unfassbar hässliche Schrankwand. Das Bild musste aus den achtziger Jahren stammen, die Frau lächelte selig in die Kamera und saß sehr gerade. Diese aufrechte Sitzposition war genau das, was mir fehlte. Ich schaffte es nicht, mich so aufrecht zu halten, wie es in den Büchern empfohlen wurde. Ich dachte für einen Moment daran, hielt mich genauso so lange gerade – und wenn ich mich auf meine Arbeit konzentrierte, war ich schon wieder zusammengesackt. Da kam mir das Keilkissen gerade recht. Es sollte mich zwingen, aufrechter zu sitzen.

Der Preis für ein Stück Schaumstoff, 25 Euro, war ziemlich hoch, aber es war doch erheblich billiger als das, was ich zuletzt in Bett und Bürostuhl investiert hatte. Das Kissen bestand aus hartem Schaumstoff. Legte man es auf eine ebene Sitzfläche, hatte man das Gefühl, vom Stuhl zu rutschen. Aber man konnte sich ja mit den Beinen dagegenstützen. Tatsächlich saß ich gut auf dem Kissen – und hatte weniger Schmerzen. Besonders auf nach hinten abfallenden Sitzflächen wie im Auto oder auf Sofas, die keinen Halt gaben. Das Keilkissen wurde mein ständiger Begleiter – in einem Fach meines Rucksacks trug ich es ständig mit mir herum. Es nicht bei mir zu haben machte mich nervös. Einmal vergaß ich das Kissen in einem Internet-Café in Spanien und musste 50 Kilometer zurückfahren, um es wiederzubekommen. Es war aber noch da – anscheinend war es nicht für jeden Menschen so begehrenswert wie für mich.

Ein anderes Mal befand ich mich mit Kollegen auf einer Geschäftsreise in Bangkok. Nachts wollten wir zusammen in eine Bar über den Dächern der Stadt. Doch die Kollegen verboten mir, mein Keilkissen mitzunehmen – ihnen war ich damit zu peinlich. Das fand ich damals blöd, schließlich machte ich mich damit doch höchstens allein zum Idioten. Aber erstaunlicherweise überlebte mein Rücken diesen Abend ohne Keilkissen unbeschadet. Das hätte ich als Hinweis nehmen können, dass es vielleicht doch nicht lebenswichtig war, aber ich ignorierte ihn. Ich trug weiterhin mein Keilkissen mit mir herum. Ich saß darauf, in Flugzeugen, Zügen und auf Parkbänken, ich wickelte eine Plastikfolie drum herum, um es auch in einem Kanu benutzen zu können, ohne dass es allzu nass werden würde.

Aber auch nach langem Sitzen auf meinem geliebten Keilkissen hatte ich furchtbare Rückenschmerzen. Manchmal dachte ich sogar: schlimmere als je zuvor. Dann fiel mir auf, dass ich natürlich nach gewisser Zeit auch nicht mehr gerade auf dem Keilkissen saß, sondern eher zusammengesunken. Das Kissen gab nicht nach, und so entstand ein sehr großer Druck auf Lendenwirbelsäule und Iliosakralgelenk – genau die Partien, in denen ich Probleme hatte. Außerdem las ich irgendwann, dass Keilkissen nicht mehr wirklich empfohlen würden, weil sie eine passive Hilfe seien. Man solle eher dynamisch sitzen, um die Belastungen zu wechseln und die Muskulatur zu nutzen, so der Tenor. Seit ich das weiß, sitze ich kaum noch auf dem Keil. Nur Auto fahre ich immer noch nicht ohne mein Kissen – und ich habe es trotzdem noch fast immer dabei, zur Sicherheit. Denn bevor ich am Strand oder im Park auf dem Boden sitze, ist es mir doch lieber, leicht erhöht auf dem Keil zu sitzen.

Kein Keilkissen war natürlich auch keine Lösung. Die Sitzexperimente gingen weiter. Immer wieder hatte ich Menschen auf Gummibällen sitzen sehen – einmal in einem Büro, in dem ich zu Gast war, einen Mann um die 40. Ihn fragte ich: «Hilft das wirklich gegen Rückenschmerzen?» – «Mir sehr», sagte er. Da beschloss ich, es auch mit einem Sitzball zu versuchen. Ich ging in das Orthopädie-Geschäft, in dem ich auch schon das Keilkissen gekauft hatte. Ich war der jüngste Kunde im Laden, vor mir stand eine Dame mit Rollator, in der Ecke ein Rollstuhl, im Regal an der Wand wurden erhöhte Klositze angeboten. Es könnte alles noch schlimmer sein, dachte ich und ließ mir die Gummibälle zeigen.

Ich entschied mich für ein mittelgroßes, durchsichtiges Modell. «Soll ich ihn aufpumpen lassen für Sie?», fragte die Verkäuferin. Okay, er würde ein bisschen schwierig zu transportieren sein – aber mit Fahrrad- oder Fußball-Luftpumpe ließ er sich nicht aufpumpen, ich bejahte also die Frage. Sie schickte mich ins Obergeschoss, wo ein Kollege den Ball aufpumpen sollte. Der verschwand mit dem zusammengefalteten Gummibündel in einem Hinterzimmer. Drei Minuten später kam er mit einem prallen Ball von der Größe einer Waschmaschine heraus. Er warf ihn auf den Boden, sodass er aufsetzte und auf mich zu sprang. Ich musste ihm meinen Körper entgegenstellen, um ihn festhalten zu können. «Viel Spaß damit.» Der Verkäufer grinste. Ich balancierte mein neues Sitzmöbel die Treppe hinunter, die Verkäuferin ließ ihre

Kundschaft an der Theke stehen, um mir schnell die Tür aufzuhalten. «Sie können jederzeit wiederkommen, wenn er Luft verliert.»

Ich stolperte auf die Straße. Ein Mann mit einem kleinen Kind an der Hand musste mir ausweichen. «Mensch, hat der einen großen Ballon», hörte ich ihn sagen. Ich sah mich im Schaufenster. Meine Arme kamen kaum rum um den Ball. Ich umklammerte ihn und presste ihn an meine Brust wie ein Fußballtorwart, der sich ziemlich in der Ballgröße vertan hat. Leute blickten mich verwundert an. Wenigstens konnte ich die Haustür mit dem Ball wie mit einem riesigen Bauch aufschieben.

Da lag er nun vor meinem Heim-Schreibtisch, durchsichtiger Kunststoff auf Dielenboden, und sah aus wie eine Wolke. Allerdings war er sehr viel fester. Besonders wenn er nicht gebraucht wurde, hätte ich mir gewünscht, dass er sich in weißen Dampf auflösen würde. Denn dann rollte er blöd rum und war eigentlich immer im Weg. Den Schreibtischstuhl brauchte ich ja auch noch – man sollte, das hatte ich gelesen, nicht ständig auf dem Ball sitzen. Also hatte ich jetzt immer einen Sitzmöbelstau hinter dem Schreibtisch, und ein paarmal war ich kurz davor, den Kunststoffball abzustechen. Aber dann räumte ich ihm einen Platz auf einem Schrank ein, seitdem kommen wir ganz gut klar.

Das Sitzen auf dem Ball war wackliger als auf einem Stuhl, man musste ständig etwas tun, den Körper ein wenig bewegen, um nicht abzurutschen. Das war an sich gut, aber wenn man länger daraufsaß, neigte man auch auf dem Ball dazu, in sich zusammenzusinken. Das wirkte dann auch nicht mehr gesund. «Höchstens 20 Minuten darauf sitzen», las ich im Internet. «Der Ball ist eher ein Trainingsgerät als ein Sitzmöbel.» Es zeigte sich also recht schnell: Auch der Ball war für mich nicht die Zukunft des Sitzens, denn ich musste leider deutlich mehr als 20 Minuten am Tag am Schreibtisch sitzen und arbeiten.

Als Nächstes installierte ich ein Stehpult. Es ist toll, im Stehen zu arbeiten, konzentriert funktioniert es aber höchstens eine Dreiviertelstunde. Plus 20 Minuten auf dem Ball macht: eine mögliche Arbeitszeit von einer Stunde und fünf Minuten! Leider musste ich immer noch deutlich länger arbeiten pro Tag.

Am Ende blieb mir nur der ständige Wechsel zwischen Sitzball, Stehpult und Bürostuhl. Sobald es im Rücken zwickte, änderte ich meine Position am Schreibtisch. Das ständige Wechseln verringerte meine Schmerzen tatsächlich. Leider vertiefte ich mich manchmal so in meine Arbeit, dass ich nicht rechtzeitig wechselte. Die Strafe für den vielgerühmten Flow: wieder Schmerzen. Oder ich saß angespannt und verkrampft, sobald ich zu arbeiten begann, weil ich gestresst war: Schmerzen. Das Wechseln der Sitzposition war eine Hilfe, besser mit den Rückenschmerzen klarzukommen – eine Lösung war es nicht.

> **Ute Latza, Professorin an der Bundesanstalt für Arbeitsschutz und Arbeitsmedizin und Leiterin des Arbeitsbereichs «Prävention arbeitsbedingter Erkrankungen», über die richtige *Sitzposition am Schreibtisch*:**
>
> *Was ist die richtige Sitzposition am Schreibtisch?*
> Immer die nächste. Früher wurde in Rückenschulen gelehrt, dass man relativ starr und gerade sitzen sollte, das ist jetzt nicht mehr so, jetzt lehrt man dynamisches

Sitzen. Denn wenn man zu lange und zu angespannt sitzt, hilft auch die beste Position nicht.

Wie oft sollte man die Position wechseln?
Statisches Sitzen begünstigt Rückenschmerzen, aber es gibt diesbezüglich keine Minutenangabe. Man sollte einfach im Kopf integrieren, dass man mal das Bein ausstreckt, mal den Oberkörper nach hinten streckt, mal die Arme auflehnt. Gut ist es auch, wenn man etwa beim Telefonieren aufsteht oder sich möglichst oft erhebt, um zum Beispiel etwas aus dem Drucker zu holen.

Gibt es denn zumindest eine Grundposition, die man immer wieder einnehmen sollte, weil sie relativ günstig ist für den Rücken?
Der Arbeitsplatz und der Schreibtisch sollten so sein, dass die Füße ganz auf dem Boden stehen und Ober- und Unterschenkel einen rechten Winkel bilden. Dabei sollten Sie die ganze Sitzfläche und die Rückenlehne benutzen! Außerdem sollten Ober- und Unterarm einen rechten Winkel bilden, wenn die Finger auf der Tastatur liegen und der Platz zwischen Tischkante und Tastatur ausreicht, um die Handgelenke aufzulegen. Bei der Aufstellung des Bildschirms sollte man verschiedene Entfernungen und unterschiedliche Höhen ausprobieren, um die Position zu finden, die man selbst angenehm findet. Der Monitor sollte so aufgestellt sein, dass man nahezu waagerecht in ihn hineinsehen kann. Die oberste Bildzeile sollte unterhalb der Augenhöhe liegen.

Welche Positionen sind ungünstig?
Wenn man mit gekrümmtem Rücken und nach vorne geschobenem Bauch dasitzt, ist das ungünstig. Diese Haltung kann man zwischendrin mal einnehmen, um sich zu entspannen, aber das ist keine gute Grundhaltung. Gut ist aber, sich mal nach hinten zu lehnen, damit der große Rückenstrecker auch mal entspannt ist. Diese Muskelgruppe ist beim Sitzen immer angespannt. Dafür muss die Lehne des Schreibtischstuhls nach hinten kippbar sein.

Was sollte ein Bürostuhl außerdem können?
Der Bürostuhl sollte höhenverstellbar sein, die Neigung der Sitzfläche sollte verstellt werden können, die Rückenlehne sollte höhen-verstellbar sein. Außerdem sind Armlehnen günstig. Wenn Sie die Arme immer halten müssen, kann die Nackenmuskulatur verspannen, beim Auflehnen kann sie entspannen.

Die Arme liegen doch auf dem Tisch ...
Aber da liegen sie anders, mit mehr Muskelspannung im Nacken, als wenn sie auf den Armlehnen liegen. Die Lehnen ergeben einfach eine weitere Option. Das Wichtigste ist aber, dass der Bürostuhl auch individuell angepasst ist. Es nützt nichts, wenn er auf die falsche Höhe eingestellt ist.

Was ist von alternativen Sitzmöbeln, wie Gummibällen oder Stühlen, zu halten, auf denen man kniet?
Davon ist man wieder abgekommen. Studien haben gezeigt, dass Menschen diese Alternativen im Alltag

nicht dauerhaft benutzen, weil sie zu viel Anstrengung erfordern. Wenn Sie zusätzlich zum Bürostuhl noch einen Ball da liegen haben, auf den Sie sich setzen, wenn Sie Lust dazu haben, ist es perfekt. Das trainiert die Bauchmuskeln, und die sind für die Rückenstabilität sehr wichtig. Aber wenn man auf dem Ball sitzt, kann man sich nicht zurücklehnen und hat weniger Abwechslungsmöglichkeiten für das dynamische Sitzen. Er ist nicht für ein dauerhaftes Sitzen geeignet und birgt Unfallgefahren – Sie können herunterfallen.

Was halten Sie von Keilkissen?

Das Keilkissen wirkt so, dass die normale, geschwungene Haltung der Wirbelsäule eher eingehalten werden kann. Ein Bürostuhl mit neigbarer Sitzfläche hat die gleiche Möglichkeit wie ein Keilkissen, die Wirbelsäule zu entlasten. Man muss aber auch genügend Bauchmuskeln haben, um aufrecht zu sitzen. Denken Sie deshalb unbedingt daran, sich regelmäßig zu bewegen, um Ihre Muskulatur zu trainieren! Suchen Sie sich eine Bewegungsart aus, die den Rücken schont und Ihnen Spaß macht.

7. Rheuma

Von meinem Rückenguru hatte ich mich abgewendet, aber er hatte eine entzündliche, also eine rheumatische Erkrankung vermutet. Hatte er vielleicht mit seiner Vermutung recht gehabt? Immerhin hatte sonst niemand eine Ursache feststellen können. Was hatte der Chefarzt bei dem Vortrag gesagt? «Man braucht eine Diagnose.» Genau die wollte ich haben. Es ist immer besser, den Gegner zu kennen – nur so kann man die richtige Strategie finden, ihn zu bekämpfen. Das dachte ich zumindest. Ich begab mich auf die Spur. Ein Facharzt sollte wohl herausfinden können, ob ich eine Art von Rheuma hatte. Ich vereinbarte also einen Termin bei einem Rheumatologen.

Er war Privatdozent und hatte seine Praxis in bester Lage. Schlank und mit gebräuntem Gesicht drückte er mir fest die Hand. Ich schilderte ihm meine Schmerzen, und weil ich gerade auch noch Magengrimmen hatte – wahrscheinlich von dem Schmerzmittel, das ich ständig einnahm –, klagte ich ihm mein doppeltes Leid. Er schaute mich mitleidig an und nutzte die Chance, mir alle Untersuchungen, die sein Labor anbot, aufzuschwatzen, darunter natürlich, denn deshalb war ich ja gekommen, den Test auf Entzündungswerte und auf das Gen HLA-B27, das rheumatische Erkrankungen begünstigt.

«Kann ich weiter joggen?», fragte ich ihn.

«Das gibt harte Schläge, genau auf die Stelle, die Ihnen wehtut», sagte er. «Lassen Sie's.»

«Aber ich muss doch Sport treiben – vielleicht Krafttraining?»

«Ja, versuchen Sie es, obwohl ich es nicht so gesund finde, weil dabei Puls und Blutdruck kurz sehr hoch getrieben werden», antwortete er. «Außerdem kann es natürlich nicht mithalten mit dem Laufen durch frische Luft und dem Wind im Haar.»

Das fand ich gemein – erst meine Laufkarriere beenden und mir dann noch mal klarmachen, dass nichts dem gleichkommen könnte. Aber ich bin pragmatisch. Ich wusste, ich brauchte Sport für mein Wohlbefinden. Kurze Zeit später kaufte ich mir ein Ergometer-Fahrrad, um vor dem Fernseher zu strampeln.

> **Reiner Gradinger, Professor für Orthopädie und Ärztlicher Direktor des Klinikums rechts der Isar der Technischen Universität München, über *Joggen und Rückenschmerzen*:**
>
> Joggen ist nicht schlecht für den Rücken, im Gegenteil: Wenn man gut abrollt und nicht aufpatscht mit den Füßen, ist Laufen sehr gut für die Wirbelsäule. Die Muskulatur ist der Motor des Körpers und muss trainiert werden, damit sie ihre Haltefunktion wahrnehmen kann. Ich hatte eine Bandscheibenoperation an der Lendenwirbelsäule und danach starke Verspannungen in der Rückenmuskulatur. Mittlerweile laufe ich zweimal in der Woche etwa eine Stunde. Seitdem ich das mache, habe ich keine Beschwerden mehr.

Die Blutwerte zeigten, dass ich keine Entzündung im Körper hatte. Auch das Gen HLA-B27, das für Morbus Bechterew, das Rücken-Rheuma, anfällig machte, fand das Labor nicht. Die

Rheuma-Ermittlungen hatten im Nichts geendet, woher der Rückenschmerz kam, war immer noch vollkommen unklar. Aber gerade war er erträglich, und es gab Wichtigeres.

Es war das Jahr 2006, das Sommermärchen, die Fußballweltmeisterschaft in Deutschland, begann. Die deutsche Mannschaft spielte den schönsten Fußball. Ein Land in Hochstimmung, ich mittendrin. Ich hatte Karten für das Spitzenspiel Costa Rica gegen Ecuador bekommen. Dafür fuhr ich mit dem Auto von Frankfurt nach Hamburg. Unterwegs hatte ich schon ein Ziehen im Rücken gespürt, doch was half es, ich musste ja ankommen, möglichst rechtzeitig, um mir das Vorrunden-Spiel Deutschland–Polen noch ansehen zu können. Also hielt ich durch, machte nur eine Pause. Als ich aussteigen wollte, schoss der Schmerz in meinen unteren Rücken. Ich zog mich am Deckengriff hoch, doch im Stehen war der Schmerz genauso schlimm. Als ich ins Hotelzimmer trat, liefen mir Tränen über die Wangen. Oliver Neuville schoss kurz vor Schluss das Siegtor für Deutschland, ich jubelte – niedergestreckt auf dem Bett. Nach dem Schlusspfiff fragte ich mich, wie ich für das Spiel am morgigen Tag fit werden könnte – fit genug, um als Zuschauer dabei zu sein, wohlgemerkt.

Am nächsten Morgen hatte ich einen Nottermin beim Orthopäden. Er drückte mir fest die Hand, ein Macher-Typ, der keine Zweifel an sich hatte. «Ich verspreche Ihnen – ich finde die Ursache», sagte er. Ich legte mich auf die Pritsche. Er kitzelte an meinen Füßen. «Gefühlsstörungen?» – «Nein», sagte ich. Aber zum Lachen war mir auch nicht. Der Arzt schloss einen Bandscheibenvorfall aus. Ich bekam Schmerzmittel und eine Blitzüberweisung zur Kernspintomographie. Ich fuhr ein in die Röhre. Irgendwann wurde es kalt in meiner Armbeuge – Kontrastmittel floss in meine Vene. Eine halbe

Stunde später erläuterte mir der Radiologe das Ergebnis: eine Entzündung im Iliosakralgelenk.

«Da haben wir die Ursache», sagte der Orthopäde, als er sich die Bilder auf dem Leuchtschirm anschaute. «Ist das jetzt doch etwas Rheumatisches?», fragte ich. Er nickte. Ich sagte: «Ich habe aber das Rheuma-Gen HLA-B27 nicht ...» Der Orthopäde schüttelte den Kopf, er wollte seine Diagnose, und er sah sie direkt vor sich. «Sie haben eine entzündliche degenerative Rückenerkrankung», sagte er. Seine Stimme hatte einen triumphierenden Ausdruck. Es klang nach: Habe ich es nicht gesagt, hier habe ich die Ursache Ihrer Schmerzen! Ich vermisste das Mitgefühl, schließlich war es doch eine recht niederschmetternde Diagnose.

«Wie wird das therapiert?», fragte ich.

«Ich schreibe Ihnen hier drei verschiedene Schmerzmittel auf: Sie versuchen es mit Diclofenac; wenn das nicht mehr hilft, nehmen sie Celebrex; wenn das nicht wirkt, dann Rantudil», sagte der Arzt. «Das ist alles ziemlich aggressiv gegenüber Ihrem Magen – deshalb nehmen Sie dazu noch den Magenschutz Pantoprazol.»

Der Arzt lächelte mich an, als ob er mir eine gute Nachricht überbracht hätte. Er konnte sich allerdings auch sicher sein, dass er mich nie wiedersehen würde, weil ich ein paar hundert Kilometer entfernt wohnte.

Ich nahm das Schmerzmittel Diclofenac und konnte damit das Fußballspiel genießen, ja, sogar den ganzen Rest des Sommermärchens habe ich in guter Erinnerung. Der Stoff wirkte. Doch nach den tollen Tagen fragte ich mich wieder: Hatte ich jetzt wirklich Rheuma? Ständig Schmerzmittel, war das die richtige Therapie?

Meinem vorherigen Rheumatologen traute ich nicht mehr,

und diesmal wollte ich keine halben Sachen machen. Ich fuhr 40 Kilometer, um mich bei einer wirklichen Spezialistin vorzustellen. Sie war Chefärztin in einer Klinik, ich ging durch Gänge, durch die Krankenhausbetten geschoben wurden, und, klar, es roch nach Desinfektionsmitteln. Auf dem Flur vor einer knatschorange gestrichenen Wand nahm ich auf einem Stuhl aus verchromtem Metall Platz, um auf meinen Termin zu warten. Jetzt fühlte ich mich endgültig, als sei ich in einem Leben angekommen, in dem sich alles nur noch um die Krankheit drehen sollte.

Die Chefärztin war groß, schlank und sehr freundlich. Was mich überraschte – sie nahm sich Zeit und wirkte nicht, als würde sie mich möglichst schnell loswerden wollen. Vielleicht die Art, mit der Menschen behandelt werden, die wirklich krank sind? Sie schaute sich die Bilder an, die der Kernspintomograph in Hamburg von meinem Rücken gemacht hatte.

«Ich sehe hier eine Entzündung im Gelenk», sagte sie. «Das deutet auf eine HLA-B27-assoziierte Spondylitis Ankylosans hin.» Ich sagte: «Bitte?» Sie antwortete: «Das ist eine entzündliche, das heißt rheumatische Erkrankung des Skeletts, die oft im Iliosakralgelenk beginnt ...»

Ich unterbrach sie, mit dem einzigen Trumpf, den ich noch auf der Hand hatte: «Morbus Bechterew – aber ich habe das Rheuma-Gen HLA-B27 nicht!»

«Das untersuchen wir besser noch mal», sagte sie. «Ich erlebe hier oft, dass die niedergelassenen Kollegen das nicht richtig diagnostizieren.»

Damit war mir der Wind aus den Segeln genommen.

«Meinen Sie, dass ich auf dem Weg bin, eine komplett versteifte Wirbelsäule zu bekommen?»

«Früher kannten wir vor allem ein sehr ausgeprägtes

Krankheitsbild des Morbus Bechterew, bei dem die Wirbelsäule versteift», sagte sie. «Aber inzwischen wissen wir, dass es sehr viel mildere Verlaufsformen gibt – deshalb fassen wir alle Krankheitsbilder unter dem Begriff HLA-B27-assoziierte axiale Spondyloarthritis zusammen.»

Ein schöner Begriff. Weil ich bald ständig damit zu tun haben sollte, lernte ich, ihn binnen weniger Monate fehlerfrei auszusprechen.

Die Ärztin bat mich, mich frei zu machen. Ich sollte bei durchgestreckten Beinen die Finger möglichst weit in Richtung Boden strecken – ich berührte das Linoleum. Dann sollte ich mich an die Wand stellen, sie maß den Abstand zwischen Kopf und Mauer. Sie legte ein Messband um meinen Brustkorb, ich atmete ein und aus. Schließlich sagte sie: «Ihre Bewegungsfähigkeit ist bislang noch nicht eingeschränkt. Sie sollten Gymnastik machen – es gibt spezielle Morbus-Bechterew-Gruppen, in denen das gelehrt wird. So können Sie der Versteifung Ihrer Wirbelsäule vorbeugen.» Sie gab mir ein paar Flyer, auf deren Cover ältere Männer und Frauen sich auf Gummibällen räkelten.

«Was tun bei akuten Beschwerden?»

«Nehmen Sie Schmerzmittel, am besten vor dem Zubettgehen abends, damit Sie morgens gut aus dem Bett kommen.»

Morgensteifheit und Schmerzen im Rücken, das sind wichtige Kriterien für Morbus Bechterew. Die Spezialistin empfahl, die Schmerzmittel eher zu oft als zu selten einzunehmen. «Sie wirken entzündungshemmend – außerdem bewegen Sie sich mehr, wenn Sie keine Schmerzen haben», erklärte sie. «Schmerzmittel verhindern, dass die Krankheit weiter fortschreitet.» Zum Abschied sagte sie: «Kommen Sie einmal im Jahr zur Kontrolle. Wenn die Krankheit schlimmer wird, gibt es noch stärkere Medikamente, die das Immunsystem herunterregulieren. Aber im Moment sieht es nicht so aus, als ob sie die bald brauchen.»

War das das niederschmetternde Ende meiner Ermittlungen? Ein bisschen Gymnastik, sonst einfach Schmerzmittel einwerfen, und das war's?

Martin Rudwaleit, Rheumatologe am Endokrinologikum Berlin und Professor am Klinikum Charité, über Morbus Bechterew:

Welche Symptome weisen auf eine solche entzündliche Wirbelsäulenerkrankung hin?
Die Symptome des entzündlichen Rückenschmerzes sind alleine noch keine Diagnose, denn sie müssen nicht zwingend durch eine Entzündung verursacht werden. Zu den Symptomen gehört, dass der tiefsitzende Rückenschmerz morgens am stärksten ist, oft klagen Patienten auch über Steifigkeit im unteren Rücken oder im Gesäß, die mindestens 30 Minuten anhält. Beide Symptome bessern sich im Tagesverlauf und wenn der Patient sich bewegt. Ruhephasen verschlechtern dagegen die Symptome. Das kann so weit gehen, dass Patienten sagen: «Wenn ich mal zwei Stunden sitze oder einen Mittagsschlaf halte, bin ich wieder total steif.»

Wie beginnt die Krankheit?
Bei 90 Prozent der Patienten beginnt die Bechterew-Erkrankung im Alter unter 45 Jahren im Becken

oder der Lendenwirbelsäule. Da spürt man dann einen schleichend zunehmenden, tiefsitzenden Schmerz, der wandern kann von links nach rechts. Die Schmerzseite ändert sich nicht vom einen auf den anderen Tag, sondern eher im Abstand von Monaten. Dagegen äußern sich Bandscheibenprobleme oder auch der «Hexenschuss» in akutem Schmerz, der auf einer Seite lokalisiert ist und jeweils in das gleiche Bein ausstrahlt. Was bis zum Fuß ausstrahlt, ist in der Regel kein Bechterew, sondern eine Bandscheibenproblematik. Der Bechterew-Schmerz geht bis zum Oberschenkel oder Knie, nicht weiter.

Es gibt eine für Laien verwirrende Nomenklatur: Wann spricht man von axialer Spondyloarthritis und wann von Morbus Bechterew?
Es gibt ein Frühstadium, das man auf Kernspinbildern des Beckens in den angrenzenden Kreuzdarmbeingelenken erkennen kann, jedoch nicht auf Röntgenaufnahmen. Zu diesem Zeitpunkt spricht man von axialer Spondyloarthritis. Erst wenn man charakteristische Veränderungen an den Kreuzdarmbeingelenken auf dem Röntgenbild sehen kann, spricht man von Morbus Bechterew. Das Gelenk kann dann angefressen sein durch die Entzündung, es kann aber auch neues Knochenmaterial angelagert worden sein. Es ist ein An- und Abbau von Knochen, wobei langfristig die Knochenneubildung an der Wirbelsäule überwiegt. Sie kann dadurch verknöchern und steif werden.

Welche Aussage über die Krankheit haben Blutwerte?
Die generellen Entzündungswerte, Blutsenkung und die Konzentration des C-reaktiven Proteins können, müssen jedoch nicht erhöht sein. Ein wichtiger Labortest ist derjenige auf das Gen HLA-B27, das im Blut bei 80 bis 90 Prozent der Patienten mit axialer Spondyloarthritis nachgewiesen werden kann. Wenn man für diesen Marker positiv ist, heißt das aber noch lange nicht, dass man krank ist oder wird. Dieses Gen kommt in der Bevölkerung bei 5 bis 9 Prozent der Menschen vor, von diesen Genträgern bleiben 95 Prozent gesund. Mit anderen Worten: Nur 5 Prozent der HLA-B27-Positiven entwickeln eine Spondyloarthritis.

Warum gibt es Probleme, in normalen Labors das HLA-Gen festzustellen?
Früher waren die Methoden nicht sehr präzise, aber technisch bereitet der Nachweis heute keine Probleme mehr. Heute ist die Bestimmung eher ein Kostenfaktor. Manche Ärzte weigern sich aufgrund begrenzter Budgets die 40 Euro für die Analyse aus ihrem Budget zu bezahlen.

Gibt es weitere Risikofaktoren?
Gehäuft treten bei Bechterew-Patienten eine Regenbogenhautentzündung am Auge auf, eine Entzündung des Ansatzes der Achillessehne oder auch der Fußsohlensehne an ihrem Ansatz an der Ferse. Dann fragen wir nach entzündeten Gelenken, geschwollenen Knien oder Sprunggelenken, nach familiärer Belastung für Bechterew; wir fragen nach Schuppenflechte, nach

chronisch-entzündlichen Darmerkrankungen, auch das sind Risikofaktoren.

Was bedeutet die Diagnose Morbus Bechterew für den Patienten?

Es ist nicht so, dass die Patienten alle schrecklich krumm werden. Es gibt milde Verlaufsformen, und es gibt Behandlungsmöglichkeiten. Ein Motto der Patientenorganisationen ist: Bechterew braucht Bewegung. Die Patienten, die wirklich schwer betroffen sind, sagen, wenn sie jeden Tag 20 Minuten Gymnastik machen, dass es ihnen deutlich besser geht. Man muss die Krankheit gut beobachten. Die Therapie erfolgt nach Bedarf, vor allem mit Medikamenten aus der Gruppe der Nichtsteroidalen Antirheumatika (NSAR), das sind die kortisonfreien entzündungshemmenden Medikamente, wie zum Beispiel Ibuprofen und Diclofenac.

8. Schlucken wie die Weltmeister

Es war bei der Handball-Weltmeisterschaft 2007, dem sogenannten Wintermärchen. 75 Milligramm des Schmerzmittels Diclofenac waren zu meinem Nachtmahl geworden. Ich hatte meine Ermittlungen eingestellt, ich hatte jetzt eine Diagnose. Ich schaute mir eine Handball-Übertragung im Fernsehen an. Als Experte am Spielfeldrand stand der legendäre deutsche Ex-Handballer Stefan Kretzschmar, bekannt durch seine wilde Spielweise, seine auffälligen Tätowierungen und seine zwischenzeitliche Liaison mit der Schwimmerin Franziska van Almsick. Für Menschen, die das nicht wissen: Handball ist Kampfsport, wird aber im Gegensatz zu allen nominellen Kampfsportarten nicht auf Matten praktiziert, sondern auf hartem Sporthallenboden. Bei einer Handball-WM haben die Mannschaften nicht wie beim Fußball mehrere Tage Pause zwischen zwei Spielen, sondern in der Regel wird täglich gespielt. Kurz gesagt: Den Körpern der Spieler wird alles abverlangt, jeder hat Verletzungen, mindestens kleinere.

Der Moderator fragte also Stefan Kretzschmar: «Manche Spieler sind schon angeschlagen ins Turnier gegangen – wie hält man diese unmenschliche Belastung aus?» Er hätte das wahrscheinlich nicht gefragt, wenn er die ehrliche Antwort des Ex-Handballers geahnt hätte. Der grinste und sagte: «Voltaren. Die altbekannte Schmerztablette. Damit kommt man dann schon durchs Spiel.» Das war direkte Werbung für ein verschreibungspflichtiges Medikament mit dem Wirkstoff Diclofenac, aber Kretzschmar ließ sich gar nicht stoppen und schwärmte immer weiter von dem Schmerzmittel.

Ich saß vor dem Fernseher und musste lachen. So eine ehrliche Antwort von einem Sportler in der Öffentlichkeit überraschte mich. Ich kann mich irren, aber ich hatte nicht das Gefühl, dass er Werbung machen wollte. Mir kam es vor, als ob er einfach mal ausplauderte, was hinter den Kulissen vorging. Für mich war aber vor allem schön zu hören: Der Stoff, den die härtesten Typen schluckten, war der gleiche, den ich und Millionen Rückenkranke einnahmen. Kretzschmar hätte natürlich nicht den Markennamen nennen müssen, denn längst war der Wirkstoff nicht mehr patentiert und wurde in vielen Generika-Präparaten verwendet.

Wichtiger war etwas anderes: Waren nicht auch wir Rückenleidende Typen, die sich in die tägliche Schlacht des Lebens stürzten, in ihre Jobs, ob auf dem Bau, in der medizinischen Versorgung oder an irgendwelchen Schreibtischen? Warfen nicht auch wir Tabletten ein, damit dieses verdammte Land von unseren Höchstleistungen profitierte? Als die Handballer humpelnd, bandagiert und mit genügend Schmerzmitteln im Tank dann sogar Weltmeister wurden, war das auch eine Anerkennung unserer Leistung. Also zumindest ich fühlte mich auch als Weltmeister – und als ob ich überhaupt alles schaffen könne, trotz Rückenschmerzen. Dank Diclofenac.

Wer schon mal Schmerzen irgendwo im Skelett-Muskel-System hatte und ein entsprechendes Präparat geschluckt hat, weiß, was das Wort Wundermittel bedeutet (Salben mit dem gleichen Wirkstoff sind ungleich weniger wirksam, da dieser durch die Haut oft nicht bis zu der geschädigten Stelle vordringen kann). Diclofenac wirkt so gut, dass ich schon schlimmste Rückenschmerzen vergessen habe. Es hat mich, nicht immer, aber manchmal, vom Lahmen zum Laufenden gemacht.

Und denen, die sagen, dass man damit nur seine Symptome bekämpfe, muss man erwidern: Nein, oft nicht. Wenn man das Medikament einnimmt, entspannt sich die Muskulatur dadurch so gut, dass der Schmerz verschwunden ist, nachdem man die Tabletten abgesetzt hat.

Leider gibt es noch eine Schattenseite des Schmerzmittels, auch exemplarisch belegt durch einen Sportler. Der Fußballer Ivan Klasnić schluckte über Jahre Diclofenac wie andere Smarties. Bekannt ist, dass das Medikament Nierenschäden verursachen kann. Bei Klasnić versagten die Nieren nach einigen Jahren völlig – er musste sich Spenderorgane von seiner Mutter und seinem Vater implantieren lassen. Das passt dann nicht mehr zu dem coolen Cowboy-Image des Mannes, der «auf Diclo» alles aushält. Ein anderer Fußballprofi, Jermaine Jones, nahm regelmäßig das Schmerzmittel – und konnte nach Monaten nicht mehr spielen, weil er Magenprobleme bekam.

Diese beiden Nebenwirkungen hatte ich glücklicherweise noch nicht, ich habe das Medikament aber auch nie über Wochen und Monate genommen. Leider spürte ich schon nach wenigen Tagen Diclofenac eine andere Nebenwirkung, die sehr unangenehm war. Ich erwachte nachts in Panik, wie aus einem Albtraum, hatte Herzrasen und Todesangst. Schlief wieder ein, erwachte erneut, war am nächsten Morgen entsprechend gerädert. Seit einigen Jahren ist bekannt, dass Diclofenac sich negativ auf das Herz-Kreislauf-System auswirken kann und das Herzinfarktrisiko erhöht. Leider gilt das genauso für alle anderen neueren Medikamente, die ähnlich wirken. In Deutschland gibt es noch Celebrex und Arcoxia. Das zwischenzeitlich erhältliche Mittel Vioxx musste sogar komplett wieder vom Markt genommen werden.

Wegen der vielfältigen Nebenwirkungen der Medikamente

versuchte ich jeweils, sie möglichst nur für kurze Zeit einzunehmen. Gegen die potenziell magenschädigende Wirkung von Diclofenac nahm ich ein Magenschutz-Medikament. Ich schluckte Schmerzmedikamente nur dann, wenn es gar nicht anders ging – oder ja, wenn meine Rückenschmerzen drohten, mir einen Urlaub oder einen schönen Ausflug zu verderben. Wegen Rückenschmerzen abzusagen, hätte ich als Kapitulation betrachtet. Man muss sein Leben weiterleben, sich weiterbewegen, sonst wird alles schlimmer, das ist wichtig. So wichtig, dass ich dafür ausnahmsweise auch mal Nebenwirkungen in Kauf nahm. Leben ist immer ein Risiko – und manche Freizeitaktivität ist es wert, seltene Nebenwirkungen in Kauf zu nehmen, zumindest für kurze Zeit. Manchmal erreichte ich allerdings auch kurzfristig kaum Besserung mit Schmerzmitteln – und langfristig waren sie ohnehin keine Lösung. Die Suche nach der Ursache meiner Rückenschmerzen ging weiter.

> **Manfred Schubert-Zsilavecz, Professor am Zentrum für Arzneimittelforschung, Entwicklung und Sicherheit der Universität Frankfurt, über *Schmerzmittel* gegen Rückenschmerzen:**
>
> *Welches Schmerzmittel ist das beste bei Rückenschmerzen?*
> Wenn ich Rückenschmerzen hätte, würde ich ein NSAR (nichtsteroidales Antirheumatikum) nehmen, unter den frei verkäuflichen Medikamenten würde ich wohl zu Ibuprofen greifen.
>
> *Aspirin und Paracetamol wirken nicht?*
> Paracetamol kann man auch nehmen, Aspirin eher

nicht. Das wirkt bei Schmerzen im Bewegungsapparat schlechter. Warum das so ist, weiß man nicht.

Viele Sportler und Patienten, die oft unter Schmerzen im Bewegungsapparat leiden, nehmen häufig Präparate mit dem Wirkstoff Diclofenac ...

Das am besten wirksame Schmerzmittel für diese Beschwerden. Wenn man Diclofenac für wenige Tage einnimmt, ist das unkritisch, eine längere Einnahme kann aber zu Problemen führen. Die zeitliche Befristung ist ganz wichtig. Wenn die Schmerzen dann nicht weg sind, ist in jedem Fall ein Arzt aufzusuchen. Nur unter seiner Aufsicht darf es eine Dauertherapie geben.

Was sind die häufigsten Nebenwirkungen?

Am häufigsten sind Magenprobleme, von Magenschmerzen bis zu Geschwüren und Blutungen. Der Magen produziert Salzsäure, die für das Gewebe schädlich ist. Normalerweise schützt der Körper das Gewebe mit mehreren Maßnahmen, unter anderem einer Schleimschicht. NSAR wie Diclofenac und Ibuprofen verringern diesen Schutz, der Magen wird empfindlicher. Und zwar nicht nur, wenn man diese Mittel schluckt, sondern auch, wenn man sie injiziert oder als Zäpfchen gibt.

Hilft ein Magenschutz-Medikament?

Protonenpumpenhemmer verringern die Säureproduktion im Magen, das heißt, der durch das NSAR geschwächte Magen muss weniger aushalten. Das renommierte National Center for Clinical Excellence in Großbritannien rät, dass ein Patient, der dauerhaft Diclofenac nimmt und älter als 65 Jahre ist, dazu unbedingt einen Protonenpumpenhemmer nehmen sollte. Das gilt aber nicht für junge Sportler, die vier Tage lang Diclofenac nehmen.

Und wenn man einen empfindlichen Magen hat?
Wenn man das weiß, ist es sinnvoll, direkt einen Protonenpumpenhemmer mit einzunehmen. Aber nicht, wenn jemand pumperl-gesund ist.

Kann es Nierenschäden durch Diclofenac geben?
Das ist durchaus möglich, eine unkritische Dauermedikation mit Diclofenac ist abzulehnen. Patient und Arzt müssen immer wieder reinhorchen in den Körper – die Nierenwerte prüfen, den Magen beobachten. Bei Magenschmerzen muss das Medikament abgesetzt werden. Stuhlverfärbungen können ein Hinweis auf Blutungen sein und müssen abgeklärt werden. Man weiß heute außerdem, dass es auch ein erhöhtes Risiko für Herz-Kreislauf-Erkrankungen durch Diclofenac gibt. Das wurde durch die Cox-2-Hemmer bekannt ...

Die Schmerzmittelklasse, deren erster Vertreter Vioxx erst gefeiert und dann nach vier Jahren wegen Nebenwirkungen vom Markt genommen wurde ...
Man hat diese selektiven Cox-2-Hemmer entwickelt, weil sie magenschonender sind. Allerdings stellte sich dann heraus, dass sie das Risiko für Herz-Kreislauf-Erkrankungen erhöhen. Heute weiß man, dass dieses Problem auch bei Diclofenac existiert.

Egal, ob mit Diclofenac oder Cox-2-Hemmern – ich erwache nachts mit Herzrasen …
Das könnte daher rühren, bedarf aber natürlich einer ärztlichen Abklärung. Aber vielleicht ist das eher eine zufällige Assoziation. Es ist nicht so, dass die Patienten Angst haben müssen, dass sie einen Herzinfarkt bekommen, wenn sie ein paar Tage Diclofenac einnehmen. Es gibt zwar ein statistisch signifikantes Risiko, aber das ist gering.

Welche Dosis Diclofenac ist unkritisch?
Die Tageshöchstdosis liegt zwischen 75 und 150 Milligramm, auf keinen Fall mehr! Wenn es mit weniger geht, umso besser.

Frei verkäuflich sind Tabletten mit je 25 Milligramm Diclofenac – das heißt, man kann dann sechs pro Tag nehmen?
Nein, da bin ich dagegen. So eine hohe Dosis darf man nur einnehmen, wenn der Arzt es anordnet. Keine Experimente!

Es gibt verschiedene Arten von Tabletten, solche, die in Wasser aufgelöst werden, und solche, bei denen der Wirkstoff von Kapseln umhüllt ist – welche sind bei Rückenschmerzen besser?
Wirkstoffe, die in Wasser aufgelöst werden, gehen sehr schnell ins Blut und erzielen eine schnelle Wirkung. Bei den Kapseln wird ein Teil des Wirkstoffs sofort, ein anderer Teil zeitversetzt freigesetzt. Das ist eine gute Form, um eine langanhaltende Schmerzreduktion zu erreichen.

Ist es gesünder, Schmerzen auszuhalten, als Schmerzmittel zu nehmen?

Wenn Rückenschmerzen im Zug einer Überbelastung auftreten, kann man die schon mal aushalten. Bei chronischen Schmerzen sollte man einen Facharzt aufsuchen. Es gibt viele nichtmedikamentöse Behandlungen, die eingesetzt werden sollten, bevor man sich auf Arzneistoffe verlässt. Aber warum sollte man Menschen nicht den Schmerz nehmen durch Medikamente – unter Abwägung der Nebenwirkungen? Das erhöht die Lebensqualität.

NSAR sagt man auch eine entzündungshemmende Wirkung nach – heißt das, mit diesen Schmerzmitteln bekämpft man auch ein Stück weit die Ursache der Rückenschmerzen?

Deshalb ist deren Einsatz besonders bei rheumatischen Erkrankungen und Verletzungen angezeigt. Da ist diese Entzündungshemmung Teil der Schmerzreduktion.

Können Schmerzen verschwinden, wenn man nur das Symptom mit Schmerzmitteln bekämpft statt der Ursache?

Ich konstruiere einen Fall. Jemand schwitzt, bekommt Zugluft ab, dadurch kommt es zu Muskelverspannungen, die sehr schmerzhaft sind. Der Patient nimmt eine Schonhaltung ein, was die Schmerzen noch verstärkt. Wir wissen, dass ein heißes Bad in Kombination mit einem Schmerzmittel einen positiven Effekt hat. Es kann dann sein, dass der Schmerz dadurch abklingt und nicht mehr wiederkommt. Weil Wärme und Schmerzmittel zu einer Entspannung der Muskulatur führen.

9. Keine Alternativen

Es gibt diesen Ärztewitz: In der Mitte eines quadratischen Feldes liegen 50 000 Euro. In den Ecken stehen ein Radiologe, ein guter Orthopäde, ein schlechter Orthopäde und ein Chirurg. Es soll ein Wettrennen geben – wer als Erster beim Geld ist, darf es behalten. Frage: Wer bekommt das Geld? Antwort: Der schlechte Orthopäde. Warum? Der Chirurg versteht das Spiel nicht, der Radiologe bewegt sich nicht für 50 000 Euro – und einen guten Orthopäden gibt es nicht.

Über Chirurgen kann ich zum Glück mangels Erfahrung nicht urteilen. Aber dass Radiologen an mir sehr viel Geld verdient haben, stimmt definitiv. Und die Orthopäden? Ich kann mir nicht anmaßen, deren Qualifikation zu beurteilen, und als ich Probleme mit dem Knie hatte, hat mir einer schon mal sehr geholfen. Aber in Sachen Rücken? Ich habe es mal gezählt, ich musste 14 Orthopäden konsultieren, bevor ich einen fand, der mir weiterhelfen konnte. Zu ihm weiter hinten im Buch.

Erst einmal war ich wieder wütend auf einen Orthopäden – und zwar den, der sich zusätzlich noch Rheumatologe nannte. Zur Erinnerung: Sein Labor hatte diagnostiziert, dass ich das Gen HLA-B27 nicht hatte. Die Spezialistin in der Klinik, bei der ich mich danach vorgestellt hatte, hatte eine neue Blutuntersuchung auf diese Rücken-Rheuma-Erbanlage veranlasst. Ich rief im Krankenhaus an, Ergebnis: Ich hatte das Gen doch! Zum Glück war ich in der vorherigen unfähigen Praxis schon länger kein Patient mehr.

Ich hatte jetzt eine bessere Rheumatologin, aber sie war weit weg, und ich brauchte vor Ort einen Orthopäden, der den Verlauf meiner Krankheit kontrollieren, der mir Rezepte für Schmerzmittel und vor allem Krankengymnastik ausstellen konnte. Schließlich ging es für mich jetzt darum, die spezielle Bewegungstherapie zu finden, die verhindern sollte, dass sich mein Rücken zunehmend versteifen würde. Ja, ich wartete mit dem Arztbesuch natürlich wieder so lange, bis ich Schmerzen hatte. Ich fand ein Orthopädiezentrum in den Gelben Seiten. Das Wort «Zentrum» gefiel mir – das hörte sich so an, als ob eine Menge Spezialisten dort gemeinsam nach den Ursachen meiner Schmerzen suchen würden. Ich vereinbarte einen Termin.

Nach einer halben Stunde im Wartezimmer wurde ich in das Sprechzimmer von einem der Ärzte gelassen. Ich setzte mich auf den Stuhl vor einem riesigen Schreibtisch und schaute mich um. Ein Globus stand in der einen Ecke, in der anderen ein Skelett, das verdächtig echt wirkte. Alles machte den Eindruck, als wäre ich ins 19. Jahrhundert gereist, so angenehm ruhig und altmodisch war es hier drin. Bücherregale gingen bis unter die Decke. Ich drehte den Kopf – auf Augenhöhe hinter mir standen eine Kniegelenkattrappe aus Kunststoff und daneben ein Buch mit vergilbtem Einband: «Operationskunde». Auch das sah aus wie aus dem 19. Jahrhundert.

Die Tür ging auf, ein kleiner Mann mit schütterem Haarkranz kam auf mich zu, hinter ihm wie ein Schatten seine Sprechstundenhilfe. «Wie kann isch Ihne helfä?» Er sprach Hessisch mit breitem Einschlag, wie man es von den Comedians von Badesalz kennt.

Ich erzählte ihm, dass ich seit fünf Jahren Schmerzen im Rücken hätte, besonders morgens. «Ich habe wahrscheinlich eine HLA-B27-positive axiale Spondyloarthritis», sagte ich.

Das schien ihn wenig zu beeindrucken, vielleicht kannte er das aus seinen altertümlichen Lehrbüchern auch gar nicht.

«Jetzt mach Se sich bitte erst ma frei», sagte er. Dann stellte ich mich vor ihn, er bat mich, mich nach vorne zu beugen etc., die übliche Abfolge von Dingen, eine Standard-Wirbelsäulenuntersuchung.

«Des iss alles in Ordnung», sagte er. «Da müsste ma jetzt ahn Röntschebild mache», sagte er – es war also alles wie immer beim Orthopäden.

«Nein, danke», sagte ich. «Ich habe schon genug Röntgenbilder ohne Befund hier in der Tüte.»

Er schaute sich die Bilder an, fand auch keine krankhaften Veränderungen der Wirbelsäule. Dann verschrieb er mir Schmerzmittel und außerdem noch etwas, das ich bislang nicht kannte: Hydrojet. Das hörte sich sportlich an, ein bisschen nach Jetski, diesen kleinen Motorbooten, aber damit hatte es natürlich nichts zu tun.

«Des is sehr entspannend, des hawe ma hier ahn Stock diefer.» Ich nahm es neugierig an, damit ich ein bisschen mehr mitnehmen konnte als ein Schmerzmittelrezept.

Ich ging also ins Untergeschoss, klingelte an einer Tür. Eine Dame öffnete mir. «Zum Hydrojet?» Ich nickte. «Bitte folgen Sie mir.» Es ging vorbei an Räumen mit Laborausstattung und Massagepritschen. Die Frau öffnete eine Tür zu einer kleinen Kammer, in der linken Ecke stand eine Art Bettgestell aus Metall, das mit einer schwarz glänzenden Gummioberfläche bespannt war – der Hydrojet.

«Bitte legen Sie sich hin», sagte die Dame zu mir. Das tat ich, die Oberfläche gab nach, das Ding war eine Art Wasserbett. «Achtung, ich schalte das Gerät jetzt ein», sagte die Dame. Wie von sehr weit entfernt begann es unter mir zu rauschen, dann schreckte ich hoch – es wirkte, als habe mich jemand durch das Gummituch angegrabscht. Die Sprechstundenhilfe lächelte mich an: «Das ist eine Art Duschkopf, der Wasserdruck massiert Sie von unten – fühlt sich das so gut an?» Ich fragte: «Geht es ein bisschen fester?» Sie drückte auf den Regelungsknöpfen herum. «Das ist jetzt die stärkste Einstellung, die wir hier verwenden.»

Dann ließ sie mich allein zurück mit dem Hydrojet in dem halbdunklen Raum. Ich spürte, wie der Duschkopf von oben nach unten unter meinem Körper entlangfuhr, der Effekt war irgendwas zwischen Massage und Kitzeln – immer noch zu lasch, fand ich, um irgendeine Wirksamkeit haben zu können. Sollte ich jetzt aus meiner dunklen Kammer brüllen: «Ich brauche es noch härter»? Ich entschied mich dagegen. Stattdessen fingerte ich an den Bedienungsknöpfen herum, von Stufe drei regulierte ich den Hydrojet zur höchsten Stufe sechs nach oben. Jetzt fühlte sich das Ganze nicht mehr nach Dusche, sondern nach Kärcher an, das gefiel mir besser.

Ich spürte, dass meine Muskulatur sich etwas lockerte. Aber nach ein paar Minuten fiel mir ein, dass die Sprechstundenhilfe demnächst zurückkommen und sehen würde, dass ich selbständig das Gerät auf vollen Schub gestellt hatte. Also drehte ich mich zur Seite und begann wieder wild auf den Knöpfen herumzudrücken – ohne Erfolg. Doch da hörte ich schon Schritte. Ich entschied mich, mich schnell auf den Rücken zu drehen, die Augen zu schließen und mich totzustellen. In diesem Moment stoppte die Zeitschaltuhr das Gerät. Stille. Die Sprechstundenhilfen klopfte von innen an die geöffnete Tür.

«Sind Sie wach?»

«Äh, ja ...»

«Schön, mir ist hier drauf schon mal einer eingeschlafen,

zwei Stunden lag der hier, ich habe mich gar nicht getraut, den zu wecken», sagte sie.

Kein Wunder bei dem Kuschelgang, den Sie hier für Patienten einschalteten. Ich zog schnell die Schuhe an und verschwand, bevor sie merkte, dass ich an dem Gerät herummanipuliert hatte. Unten auf der Straße fiel mir auf, dass meine Schmerzen noch genauso stark waren wie vor der Behandlung. Ein Physiotherapeut, ein Mensch, der sich mit meinem Rücken beschäftigt, ist vielleicht doch besser als ein Hydrojet, dachte ich.

Ich war also wieder solo, ohne Orthopäden. Ich weiß nicht mehr, wer mir den Tipp gab, als Nächstes – es war inzwischen das Jahr 2008 – zu der Ärztin zu gehen, die direkt in der Straße mit den Edelboutiquen residierte, ich weiß nur noch, dass sie mir mit Verve empfohlen wurde. Bis heute wüsste ich nicht, ob ich dem Menschen, der mich zu ihr schickte, böse oder eventuell sogar dankbar sein müsste.

Die Praxis war modern eingerichtet, helles Laminat, dazu Stühle mit freundlich roten Rückenlehnen und grasgrüne Vasen am Fenster. Ich wurde in einen großen Raum gerufen, in dem in einer Ecke eine Sprossenwand stand. Die Orthopädin saß neben einer Sprechstundenhilfe. Sie stand auf, um mir die Hand zu reichen. Sie war circa 1,85 Meter groß, also größer als ich, und redete nicht lange drum herum. «Wir machen zunächst ein Bild von Ihrer Wirbelsäule», sagte sie. Sie erkannte schon im Ansatz mein typisches Orthopäden-Anti-Röntgen-Kopfschütteln, fiel mir aber gleich ins Wort, sodass ich mein «Nein» gar nicht erst aussprechen konnte. «Keine Angst, vollständig ohne Strahlenbelastung, einfach hier mit dieser Fotokamera.» Sie zeigte auf eine Kamera auf einem Stativ.

«Ziehen Sie sich aus», sagte sie zu mir. «Bis auf die Unterhose – und dann auf diese Gummimatte stellen und den Boppes frei machen.» Mir war der Ton der Ärztin ein bisschen barsch – und jetzt auch noch Nacktaufnahmen? Aber ich gehorchte, natürlich, wer gibt schon jemandem Widerworte, der einen möglicherweise vom Rückenschmerz befreien könnte?

Sie diktierte der Sprechstundenhilfe: «O-Beine, Spreiz-Senk-Fuß.» Ich fand es befremdlich, dass sie gar nicht mit mir sprach, sondern mich als Fall behandelte. Dann sagte sie doch etwas: «Herr Jötten, es ist kein Wunder, dass Sie bei Ihren Füßen Rückenschmerzen haben.» Das war nicht gerade charmant – außerdem hatte ich mit Füßen und Beinen bislang keine Probleme gehabt. Warum sie einen Zusammenhang zwischen Rücken und Füßen herstellte, wurde mir erst später klar.

Erst einmal sagte sie: «Zehen in die Matte krallen!» Machte ich, der Fotoapparat klickte. Ich sollte den Mund öffnen, dann schließen, danach die Augen zumachen und die Arme im rechten Winkel vom Körper wegstrecken. «Das ist der Haltungstest nach Matthiass», sagte sie. Zum Abschluss bekam ich noch ein Watteröllchen in den Mund, erst links, dann rechts, auf das ich beißen sollte. Bei alldem wurde mein nur halb von meiner Unterhose bedeckter Hintern fotografiert. Dann sagte die Ärztin: «So, das war's, wir sehen uns gleich wieder.» Ich war gespannt, auf die Fotos.

Als sie mich eine Viertelstunde später ins Sprechzimmer bat, lagen vor ihr auf dem Schreibtisch DIN-A4-Papierseiten, auf denen ein Tintenstrahldrucker bunte Abbildungen hinterlassen hatte. In der Mitte kein Foto, sondern eine Animation meines Torsos. Mein Hintern war gar nicht richtig drauf, meine Aktpose war also einigermaßen umsonst gewesen. Auch mein

Kopf war abgeschnitten. Mein hautfarbener Rumpf war von hinten zu sehen. Eine Wirbelsäule war hineinmodelliert – und unten, wo sie mit dem Beckengürtel zusammentraf, gab es eine Art Fadenkreuz, das dahin zielte, wo meine Schmerzen waren: auf die Wirbelsäule, auf die Stelle, an der sie auf den Beckengürtel traf. Dort war das Iliosakralgelenk. Das Fadenkreuz stand etwas schief. «Sie haben links einen leichten Beckenhochstand», sagte die Ärztin. «Aber das ist noch im Normbereich.»

Sie verglich verschiedene Messwerte mit den Normwerten – sie wichen kaum voneinander ab. Einzig mein Lordosewinkel, die Krümmung der unteren Wirbelsäule, zeigte eine 30-prozentige Abweichung. Sie ist weniger stark gekrümmt als bei den meisten Menschen, also quasi das Gegenteil eines Hohlkreuzes. Aber das wusste ich schon von meinen zahlreichen Röntgenaufnahmen.

Als Zusatzinformation für ihre Anamnese sagte ich noch: «Bei mir wurde eine HLA-B27-assoziierte axiale Spondyloarthritis diagnostiziert.»

«Dann machen wir noch ein Blutbild, um Ihre Entzündungswerte zu kontrollieren», sagte sie. «Wir sehen uns in zwei Wochen wieder.» Und raus war sie aus dem Sprechzimmer.

Als ich mir einen Termin für die Folgeuntersuchung hatte geben lassen, sagte die Sprechstundenhilfe: «Hier ist Ihr Rezept.»

«Welches Rezept?», fragte ich.

«Das für die Einlagen.»

«Oh, davon hat die Ärztin gar nicht gesprochen ...»

«Wir bestellen die gleich hier in der Praxis, in zwei Wochen sind sie hier, dann passen wir sie an.»

«Okay ...», sagte ich und wunderte mich. Dann fiel mir ein:

Die Ärztin hatte ja von meinen vermeintlichen Fußproblemen gesprochen.

Zwei Wochen später kam ich also wieder in die Praxis. Die Entzündungswerte waren nicht erhöht, damit schien das Thema rheumatische Rückenerkrankung für die Ärztin erledigt zu sein. Die Einlagen waren angekommen, das war das Wichtigste. Sie waren sehr hochwertig, die Oberseite bestand aus schwarzem Wildleder, feine Nähte teilten sie in neun Felder. Auf der gummierten Unterseite gab es unter jedem Feld ein Loch.

«Ich werde jetzt herausfinden», sagte die Ärztin, «wie wir die Kammern füllen müssen – ein kinesiologischer Test.» Ich sollte meine Schuhe und Socken ausziehen und mich auf eine Liege legen. «Ich werde jetzt Ihre Reflexzonen durchgehen», sagte sie. Es kitzelte – sie fragte mich jeweils, wie stark ich die Berührung in einer Zone meiner Fußunterseite empfände. «Entsprechend stark oder schwach müssen Ihre Reflexzonen stimuliert werden – durch den Druck in dem Kissen.»

Sie erklärte mir, dass entsprechend Luft in die Kammern gefüllt würde. Mal wieder eine dubiose Methode, dachte ich, denn die Unterscheidung, wie stark sie drückte und wie ich das empfinden würde, schien mir in keinster Weise quantifizierbar zu sein – und am Ende sollten Gefühlsregungen meiner Fußsohle entscheidend sein für meine Rückenschmerzen? Abstrus, aber ich nahm es hin wie so vieles zuvor. Ich bekam meine Einlagen und einen Termin zur Erfolgskontrolle.

Markus Walther, Professor und Chefarzt für Fußchirurgie an der Schön-Klinik, München-Harlaching, über *Einlagen*:
Bei klassischen Einlagen kann man messen, ob sie wirken. So kann man zum Beispiel nachweisen, dass eine integrierte Polsterung den Druck auf eine Stelle des Fußes verringert. Bei sensomotorischen Einlagen dagegen wird angenommen, dass durch eine Reizung von Nerven in der Fußsohle Effekte im gesamten Körper erzielt werden können, bis hin zu einer Änderung der Stellung der Wirbelsäule. Das fehlende Wissen in diesem Bereich ersetzen die Anbieter sensomotorischer Einlagen durch verschiedene, teils ideologische Konzepte, die sich zum Teil widersprechen und für die es sämtlich keine wissenschaftlichen Belege gibt. Vor allem werden diese Gedankengebäude von Marketingstrategen und den wirtschaftlichen Interessen der dahinterstehenden Firmen genährt. Mit den teuren Einlagen wird sehr viel Geld verdient. Es gibt aber keinen wissenschaftlichen Hinweis darauf, dass sie das bewirken, was der Hersteller verspricht.

Edzard Ernst, heute emeritierter Inhaber des ersten Lehrstuhls für Alternativmedizin in Großbritannien, über *Kinesiologie*:
Angewandte Kinesiologie ist ein Diagnose- und Therapieverfahren, das jeder wissenschaftlichen Grundlage entbehrt. Es existieren keine glaubwürdigen Hinweise darauf, dass es wirksam ist.

Ich verließ die Praxis zwar auf meinen schön federnden Luftkisseneinlagen mit einem Rezept für Physiotherapie, erschrak allerdings, als ich die Rechnung bekam: Die Einlagen kosteten 229 Euro, die Diagnostik dazu 400 Euro. Da wurde ich doch wieder zum Ermittler. Ich recherchierte im Internet. In der Ärzteinformation des Herstellers hieß es: «Das MEDREFLEXX-Konzept nimmt den Zeitdruck und ermöglicht eine zuwendungsorientierte Medizin mit angemessener Vergütung.» Davon bin ich nach Erhalt der Rechnung überzeugt – mehr als von der Wirksamkeit der Einlagen. Ich trug sie Monate, sie fühlten sich angenehm an. Gegen meine Rückenschmerzen zeigten sie aber keine Wirkung. Dabei sollten sie laut Hersteller-Webseite nicht nur gegen Schmerzen in allen Regionen des Rückens wirken, sondern auch gegen Kopfschmerzen, nahezu alle Arten von Fußfehlstellungen (normalerweise gibt es für die verschiedenen Probleme auch sehr verschiedene Einlagen) sowie Kniebeschwerden und Schmerzen in den Kaumuskeln. Laut Hersteller also quasi ein Wunder in Einlagen-Gestalt. Man wirbt damit, dass das MEDREFLEXX-Konzept «ganzheitlich» sei und gegen Zivilisationskrankheiten wirke. Das verkauft sich gut an Leute, die wie ich mit der Schulmedizin unzufrieden sind. Aber eigentlich ist diese Nummer noch mieser als das, was die müden Schulmediziner machen: Den Verzweifelten werden teure und unwirksame Methoden angedreht.

Ich war ernüchtert von den Ärzten. Man bekommt, was gerade bei dem jeweiligen im Angebot ist – ob Hydrojet oder Sensomotorische Einlagen, Hauptsache, es bringt Geld.

Reiner Gradinger, Professor für Orthopädie und Ärztlicher Direktor des Klinikums rechts der Isar der Technischen Universität München, über *Angebote beim Arzt*:

Wie viele Rückenschmerzpatienten werden behandelt mit Methoden, für die es keinen ausreichenden Wirksamkeitsnachweis gibt?
Ich schätze 50 Prozent. Das kommt dem Patienten erst mal entgegen.

Warum?
Es gibt keine dramatischen Nebenwirkungen. Diese Verfahren bekämpfen zwar nicht die Ursache des Schmerzes, aber der Patient hat das Gefühl, dass etwas passiert – und schon allein das hat einen Effekt. Und der Patient muss sich nicht mühen. Er kann sich meistens hinlegen und etwas geschehen lassen, das ist nicht anstrengend, das mögen viele Patienten.

Manchen Patienten wäre es lieber, keine Zeit und kein Geld mit unwirksamen Methoden zu verschwenden. Kann es vielleicht sein, dass viele Orthopäden bei unspezifischen Rückenschmerzen einfach irgendwas machen, damit der Patient beruhigt ist, sie aber in Wirklichkeit hoffen: Die Zeit heilt den Schmerz?
Genauso ist es in nicht wenigen Fällen.

> *Der Arzt verdient gut und verkauft dem Patienten die Verfahren, die er gerade im Angebot hat?*
>
> Natürlich ist alles Mögliche im Angebot – und was im Angebot ist, wird eingesetzt. Das Wichtigste heutzutage ist der mündige Patient. Der ist erst dann mündig, wenn er gut informiert ist.

10. Hautnah

Zumindest hatte ich von der Einlagen-Ärztin ein Physiotherapie-Rezept bekommen. Als ich das jetzt in der Hand hielt, erinnerte ich mich an eine frühere Krankengymnastik. Damals war ich mit einem Rezept und einer Empfehlung Dr. Krabbes, des Arztes, der an den weisen Klekih-petra aus den Winnetou-Romanen erinnerte, in einer Physiotherapie-Praxis gelandet. Der Chef stand neben seiner Assistentin, die die Termine mit den Patienten vereinbarte. Er schaute durch seine randlose Brille auf das Rezept, das ich mitgebracht hatte. Darauf stand «manuelle Therapie», aber er interessierte sich erst mal für den Inhalt meines Magen-Darm-Trakts.

«Trinken Sie Milch?», fragte er, genau wie Dr. Krabbe mich gefragt hatte. Nur nicht mit dieser samtweichen Stimme, sondern in einem nasalen Ton, gepresst aus einem Brustkorb, auf dem die Last der gesamten Welt zu liegen schien.

Ich sagte: «Ich esse morgens Haferflocken mit etwas Milch ...»

«Sie sollten damit aufhören, dann wird es auch mit den Rückenschmerzen besser. Schlafen Sie auf dem Bauch?»

«Manchmal, aber ich drehe mich öfter in der Nacht.»

«Auf dem Bauch schlafen bringt Probleme, das ist einfach nicht die natürliche Schlafposition ...»

Diese Zusammenhänge, auf dem Flur, ohne weiteres Wissen über meine Probleme geäußert, erschienen mir abwegig. Aber auch ohne diesen Schwachsinn: Allein aufgrund seiner Miesepetrigkeit hätte ich diesen Physiotherapeuten keinesfalls als Guru in Betracht gezogen. Nein, so fand man keine

Anhänger, deshalb musste er auch wenige Jahre später einen Bettelbrief an seine ehemaligen Kunden schicken, mal wieder zu kommen, nachdem sein Standard-Überweiser Klekih-petra sich zur Ruhe gesetzt hatte.

> **Professor Bernd Kladny, Präsident der Deutschen Gesellschaft für Orthopädie und Orthopädische Chirurgie und Chefarzt für Orthopädie an der Fachklinik Herzogenaurach, zum Zusammenhang zwischen *Milch und Rückenschmerzen*:**
> Meiner Meinung nach gibt es keine sinnvolle Theorie, wie das Trinken von Milch mit Schmerzen im Rücken zusammenhängen könnte. Aber wer heilt, hat recht. Wenn jemand Ihnen sagt, Sie sollen keine Milch trinken, und der Schmerz verschwindet, dann ist das ein Erfolg, egal, ob das dann ein Placeboeffekt ist oder nicht. Wir empfehlen Milch, weil sie gut ist für die Calcium-Versorgung. Wir haben in Deutschland sechs Millionen Frauen und 1,3 Millionen Männer mit Osteoporose – weil zu wenig Calcium aufgenommen wird.

An jenem Tag in der von Dr. Krabbe empfohlenen Praxis war ich jedenfalls sehr froh, dass der miesepetrige Chef mich nicht persönlich behandelte. Er schickte mich zu einer Tür auf der rechten Seite der Praxis. «Ihre Therapeutin kommt gleich, machen Sie sich schon mal frei», sagte er. In dem Raum gab es eine Pritsche, eine Sprossenwand und einen roten Gummiball auf einem Parkettboden. Es sollte nur Sekunden dauern, bis ich mit einer Physiotherapeuten-Sitte bekannt gemacht wurde, die ich aus anderen Behandler-Patienten-Verhältnissen nicht kannte. Ich bekam das Du angeboten, während mir die Hose in den Kniekehlen hing.

«Ich bin Felicitas!», sagte Frau Schneider zu mir.

«Äh», antwortete ich. Gerade hatte ich versucht, mich durch leichtes Ziehen an meinem Hosenbein ganz meiner Jeans zu entledigen. Jetzt riss ich wie wild an meiner in der Hose hängen gebliebenen Hand, um sie Felicitas zu reichen. Den Kopf gebeugt, zappelnd, stand ich vor ihr. Als meine Hand endlich frei war, sackte die Hose auf den Boden, die Gürtelschnalle knallte auf das Parkett – ich stand in Unterhosen vor ihr und merkte, dass Felicitas mir ihre Hand gar nicht geben wollte. Verlegen lächelnd winkte ich. «Ich bin Frederik.» Am liebsten hätte ich gesagt: «Ich bin Herr Jötten, und der möchte ich auch bleiben.»

Ich bin nicht prinzipiell dagegen, sich zu duzen, aber es gibt Beziehungen, zu denen passt es einfach nicht. Zum Verhältnis Physiotherapeutin–Patient zum Beispiel, zumindest, wenn man sich noch kaum kennt, wie sich kurz darauf bestätigte. Felicitas knetete mich durch, ich sagte: «Kannst du an der Stelle bitte noch mal ein wenig tiefer runtergehen?» Sie antwortete: «Na klar», und das klang mir einerseits zu vertraut und andererseits zu fremd, um ihr mehr anzuvertrauen. Ich lag auf der Pritsche, machte nach ihrer Anweisung eine Art Brücke, sie warf sich neben mir auf den Boden, führte mir etwas vor, das wie eine Kopulationsbewegung aussah, und rief: «Du musst die Bewegung mehr aus der Hüfte heraus machen – und nicht so schnell.» Gesiezt hätten sich diese Sätze anders angehört, da bin ich mir sicher.

«Tschüss, bis nächste Woche», rief Felicitas beim Rausgehen. Ich versuchte einen Abschiedsgruß zu artikulieren, doch heraus kam ein verzerrtes Grunzen, weil mein Mund auf dem Handtuch lag. Dazu hob ich die Hand neben der Pritsche, wie ein Geköpfter, der noch ein letztes Mal der Menschheit winkt. Während ich wegdöste, dachte ich, dass das kein adäquater Abschied war für zwei Menschen, die sich duzen. Umarmt man sich dann nicht?

Aber mit der Zeit gewöhnte ich mich an das Duzen trotz Distanz. Felicitas war auch sehr sympathisch und tausendmal angenehmer als ihr Chef. Allerdings brachte mich die Physiotherapie, die in der Praxis angeboten wurde – eine Mischung aus Massagen und Gymnastik –, nicht weiter. Ich hatte das Gefühl, dass ich zwar von beidem etwas, aber nichts richtig bekam. Die Schmerzen änderten sich nicht. Von einem anstrengenden Programm an Übungen, wie es mir von Freunden angekündigt worden war, konnte nicht die Rede sein.

Professor Bernd Kladny, Präsident der Deutschen Gesellschaft für Orthopädie und Orthopädische Chirurgie und Chefarzt für Orthopädie an der Fachklinik Herzogenaurach, über *Physiotherapie*:

Ist Physiotherapie wirksam?
Physiotherapie ist nicht gleich Physiotherapie, sie ist wie eine Blackbox. Man weiß nicht, was man bekommt. Eine wirksame Methode ist in jedem Fall die manuelle Therapie. In der Nationalen Versorgungsleitlinie Kreuzschmerz hat man Behandlungsverfahren sehr kritisch bewertet – und kam zu dem Ergebnis, dass sie sowohl beim akuten als auch beim chronischen Rückenschmerz angewendet werden kann.

Was ist manuelle Therapie?

Der Therapeut untersucht mit den Händen, ob zwei Wirbelkörper sich normal gegeneinanderbewegen lassen. Wenn die Beweglichkeit gestört ist, versucht der Arzt oder der Therapeut sie mit den Händen wiederherzustellen.

Das sogenannte Einrenken, bei dem es knackt in den Gelenken?

Patienten sind oft darauf fixiert, dass es knacken muss, damit die Behandlung erfolgreich ist. Das ist aber überhaupt nicht notwendig, um eine Besserung der Symptome zu erreichen. Es ist noch nicht ganz geklärt, woher dieses Knacken überhaupt kommt. Es kann sein, dass das Geräusch einfach daher rührt, dass durch den Impuls, den der Therapeut ausübt, die mit Flüssigkeit benetzten Gelenkflächen kurz voneinander gelöst werden. Vergleichbar mit zwei Glasplatten, die durch einen Flüssigkeitsfilm verbunden sind und die man auseinanderzieht. Die Wiederherstellung einer normalen Gelenkbeweglichkeit zwischen zwei Wirbelkörpern gelingt aber auch problemlos ohne Knacken.

Welche Verfahren sind nicht anerkannt?

Alles, was im Rahmen der Krankengymnastik oder der manuellen Therapie auf Verordnung des Arztes durchgeführt wird, unterliegt einer einigermaßen nachprüfbaren Qualität und wird daher auch von den Kassen vergütet. Vorsicht ist immer dann geboten, wenn das Verfahren nicht von Kostenträgern vergütet wird, da dann auch häufig der entsprechende Nachweis über die Wirksamkeit fehlt.

Warum gibt es keine bessere Studienlage?
Auf internationaler Ebene gibt es viele wissenschaftliche Arbeiten zur Physiotherapie. Das Problem ist allerdings, dass die hohen Standards, die für medizinische Studien gelten, nicht eingehalten werden können. Man verlangt von Methoden u.a., dass sie ihre Wirksamkeit in Doppel-Blind-Studien erbringen, das heißt: Weder Therapeut noch Patient wissen, ob die richtige Behandlung oder ein Placebo angewendet wurde – kaum möglich bei Physiotherapie. Ein weiteres Problem ist: Studien kosten viel Geld, und mit physiotherapeutischen Behandlungen kann man nicht so viel verdienen wie mit einem neuen Medikament, das zehn Jahre Patentschutz hat.

Wie soll man bei den vielfältigen Verfahren als Patient den richtigen Therapeuten finden?
Wenn eine Methode viel besser wäre als die anderen, hätte sie sich längst durchgesetzt. Es gäbe dann eine Präferenz der Patienten dafür – und auch eine der Kostenträger. Die würden nur noch das Verfahren bezahlen, das besonders gut wirkt. Da das nicht der Fall ist, haben alle angewendeten Verfahren ihre Existenzberechtigung. Wenn ein Patient oder Therapeut eine Methode gegenüber den anderen bevorzugt – schön, aber rein wissenschaftlich hat sich da nichts durchgesetzt.

Meine erste Erfahrung mit Physiotherapie war also ernüchternd gewesen. Aber jetzt mit der neuen Überweisung der Einlagen-Ärztin, einem neuen Physiotherapeuten und der Erwartung, dass ich mit ihm ein etabliertes Trainingsprogramm gegen Rückenversteifung erlernen würde, hatte ich die Hoffnung, dass mir Krankengymnastik wirklich helfen würde. Ich hatte die Visitenkarte von der Ärztin, die Adresse der Physiotherapie-Praxis war eine Haupteinkaufsstraße in der Innenstadt. Ein Aufzug fuhr mich in den vierten Stock. Als sich dessen Tür öffnete, sah ich auf der rechten Seite hinter einer Glastür eine Frau auf einem Laufband vor einem Flachbildfernseher joggen – es war eines von circa 20 Laufbändern. Hier war ein riesiges Fitnessstudio einer großen Kette untergebracht. Nebendran standen einige leere Kartons. War ich hier falsch?

Doch dann sah ich gegenüber eine weitere Tür mit der Aufschrift «Physiomove». Ich klingelte. Es öffnete niemand. Ich war allerdings auch zwei Minuten zu früh. Als ich gerade anrufen wollte, um mich zu vergewissern, dass ich zur richtigen Zeit am richtigen Ort war, hörte ich, wie die Aufzugstür sich hinter mir wieder öffnete. Und dann stand er vor mir: Ein Mann Mitte 20, «Sonnyboy» hätte mein Vater ihn genannt mit seinem breiten Lächeln. Breiter war allerdings noch sein Kreuz. Offensichtlich war er auch Kunde im Fitnessstudio gegenüber. Sein Gesicht war nicht sonnenstudiogegerbt, aber ein bisschen zu gebräunt für den Frühsommer. Vielleicht war er vor zwei Wochen noch beim Wellenreiten auf Hawaii gewesen.

«Hi, ich bin Sven», sagte er. Klar, er duzte mich, das kannte ich ja schon. Er öffnete die Tür. Dahinter befand sich ein Raum mit einem Tresen, gegenüber auf der Fensterbank lagen Kissen, der Wartebereich, und direkt dahinter stand eine Physiotherapiebank. «Du kannst dich schon mal ausziehen, ich lasse die Wand runter.» Er zog an einem Seil, und ein Rollo senkte sich zwischen Tresen und Pritsche.

Wo war ich hier nur wieder hingeraten? In eine provisorische Praxis eines Bodybuilders und Schönlings? Angesichts so viel offensichtlichen Körperkults traute ich mich fast nicht, von meiner Diagnose zu erzählen. Während ich mich bis auf die Unterhose auszog, zwang ich mich dann aber doch zu sagen: «Ich habe eine HLA-B27-assoziierte axiale Spondyloarthritis – ich muss dieses spezielle Gymnastik-Programm lernen, um zu verhindern, dass meine Wirbelsäule steif wird.» Das schien ihn nicht sonderlich zu interessieren – oder vielleicht überspielte er auch nur seine Unwissenheit. Jedenfalls sagte er ungerührt: «Stell dich bitte mal gerade hin.»

Er betrachtete mich von allen Seiten, ließ mich mich nach vorne beugen, fragte nach meinen Schmerzen, dann nach Bandscheibenvorfällen. Wenigstens das konnte ich verneinen. Dann durfte ich mich bäuchlings auf die Massagebank legen, und Sven begann die Region meiner Lendenwirbel abzutasten, immer tiefer bis zur Region des Iliosakralgelenks. «Hier spüre ich eine Verspannung», sagte er. Er drückte mit seinem Daumen in meinen Pomuskel – der Schmerz fuhr wie ein Starkstromstoß in den Oberschenkel, die Wade, den Fuß. Ich wollte schreien, für einen Moment dachte ich, ich müsste mich übergeben.

«Tut das weh?», fragte Sven.

«Ja», ächzte ich. «Ziemlich.»

«Das glaube ich, du hast hier brettharte Verspannungen», sagte er. «Da müssen wir gründlich rangehen.»

Das tat er. Er drückte weiter auf meinem Hintern rum – es tat so weh, dass ich mir in die Hand biss, um nicht laut schreien zu müssen.

«Hältst du es noch aus?», fragte Sven.

Ich gab mir Mühe, nicht zu stöhnen, als ich sagte: «Ja, klar.» Denn der Schmerz tat gleichzeitig gut – endlich passierte dort, im Zentrum meines Leidens, etwas. Zum ersten Mal in all den Jahren. Das wollte ich auf keinen Fall stoppen. Ich spürte Tränen in meine Augen und den Schweiß auf meine Stirn schießen – vor Schmerzen. Dann hörte Sven von selbst auf, die Therapiezeit war zu Ende.

«Wie nennt sich diese Methode?», ächzte ich.

«Triggerpunktmassage. Du wirst dich fühlen, als ob ich dich verprügelt hätte, aber das geht vorbei», sagte er.

Tatsächlich war ich keineswegs schmerzfrei, als ich die Praxis verließ – das Messer, das vorher in meinen Rücken gestochen hatte, war abgebrochen. Das Ganze fühlte sich an wie ein riesiger Bluterguss – und das war viel besser als vorher. Denn blaue Flecken kannte ich, kennt jeder, schon seit Kindertagen. Sie schmerzen an einer Stelle, ohne auszustrahlen – und man weiß: Sie verschwinden innerhalb weniger Tage. Freunden erzählte ich: «Mein Physiotherapeut ist ein Magier – er kann Rückenschmerzen zwar nicht wegzaubern, aber in Po- und Beinweh verwandeln.»

> **Professor Bernd Kladny, Präsident der Deutschen Gesellschaft für Orthopädie und Orthopädische Chirurgie und Chefarzt für Orthopädie an der Fachklinik Herzogenaurach, über *Massagen*:**
> Die klassische Massage, bei der die Skelettmuskulatur mit den Händen bearbeitet wird, wurde lange unter-

> schätzt. Bei akuten Rückenschmerzen ist man zwar der Meinung, dass die Massage nicht angewendet werden sollte – aber vor allem, weil man immer vorsichtig sein muss, dass der Patient nicht in eine passive Rolle gedrängt wird. Wir wollen den Patienten aktiv halten. Das ist bei allen Arten von Rückenschmerzen wichtig, außer es gibt definierte Warnhinweise, die auf ernsthafte Erkrankungen hindeuten. Diese sind dann Anlass für eine weitere Diagnostik.
>
> Wenn der Schmerz chronisch wird, das heißt nach drei Monaten, oder wenn er seine Warnfunktion verloren hat, können Massagen helfen, dafür gibt es gute wissenschaftliche Belege. Massagen dürfen aber nicht als alleinige Maßnahme Anwendung finden, die Kombination mit der Bewegungstherapie ist sehr wichtig. Deshalb wurde dies auch entsprechend in die Nationale Versorgungsleitlinie aufgenommen. Bei der Triggerpunkt-Massage, einer Art der klassischen Massage, werden Punkte in der Muskulatur, die besonders schmerzen und ausstrahlen, bearbeitet. Der Schmerz lässt dann nach, und die Muskulatur entspannt sich wieder.

Nach zwei Tagen Pause war ich wieder bei Sven. Erneut nahm er sich meine Muskeln vor, wieder Schmerzen wie Starkstromstöße. Als er seine Hände für einen Moment ausruhte, fragte ich: «Was ist dort eigentlich los?»

«Die Muskelansätze der Pomuskeln und eines Rückenmuskels sind vollkommen verspannt – die versuche ich zu lockern.»

Und obwohl ich das wegen meiner Rheumadiagnose zuerst

nicht glauben konnte: Es funktionierte. Die akuten Schmerzen wurden besser, ja verschwanden durch die Therapie. So hatte die Orthopädin, über deren Einlagen ich mich so geärgert hatte, mir doch noch geholfen – indem sie mir einen jungen Physiotherapeuten empfohlen hatte, der sich nicht um eine spezielle Therapie gegen Rückenversteifungen scherte, sondern einfach sein Ding machte. Das erhärtete meine Zweifel an der letzten heißen Spur, der rheumatischen Rückenerkrankung. Wie konnte sich eine Art von Rheuma bessern, indem Muskeln traktiert wurden? Es war Zeit für den Ermittler, sich aus dem Ruhestand zu verabschieden und die Fährte wieder aufzunehmen.

Martin Rudwaleit, Rheumatologe am Endokrinologikum Berlin und Professor am Klinikum Charité, über *Morbus Bechterew*:

Wie häufig haben Rückenschmerzen rheumatische Ursachen?
80 Prozent aller Menschen haben in ihrem Leben Rückenschmerzen, chronisch sind sie bei 20 Prozent. Bei 95 Prozent der Patienten mit chronischem Rückenschmerz liegt kein Bechterew vor, bei 5 Prozent findet man ihn.

Was bedeutet es, wenn man als Mensch mit Bechterew-Diagnose die Beschwerden durch Behandlung der Muskulatur abstellen kann?
Durch die Entzündung im Gelenk reagiert immer auch das umgebende Weichteilgewebe, auch die Muskeln. Sie verspannen sich. Wenn man die Muskeln behan-

delt und locker kriegt, hat man schon etwas gewonnen. Aber wenn die Entzündung anhält, kommt die Verspannung zurück, und man muss die Muskulatur wieder bearbeiten. Daher ist die zusätzliche entzündungshemmende Therapie mit NSAR (nichtsteroidale Antirheumatika wie Ibuprofen, Diclofenac) auch so wichtig und sinnvoll. Die Behandlung ist symptomorientiert. Wir behandeln nicht, wenn der Patient keine Beschwerden hat, und nur so lange wie erforderlich. Für eine Dauertherapie gibt es momentan keine ausreichenden Gründe. Dafür wissen wir noch zu wenig.

Die Therapie unterscheidet sich eigentlich gar nicht von derjenigen für unspezifische Rückenschmerzen?
Doch, der Unterschied ist erheblich, denn Medikamente wie Ibuprofen oder Diclofenac werden bei unspezifischen Rückenschmerzen gar nicht, oder wenn, dann so kurz und niedrig dosiert wie möglich, eingesetzt. Beim Bechterew-Patienten geben wir, wenn erforderlich, die Medikamente auch in höherer Dosis und über längere Zeiträume, natürlich unter Beachtung von möglichen unerwünschten Nebenwirkungen. Diese Medikamente können sehr wahrscheinlich sogar die unerwünschte Verknöcherung beim Bechterew etwas bremsen. Für Patienten, für die NSAR allein nicht ausreichen, stehen weitere Medikamente wie die sogenannten TNF-Blocker zur Verfügung.

> *Ist es möglich, dass die Krankheit irgendwann mal aktiv war, Spuren hinterlassen hat und dann verschwunden ist?*
>
> So ist es, der Bechterew verläuft in ganz vielen Fällen schubweise, mit mal mehr und mal weniger Entzündungsaktivität. Es gibt Menschen, die haben eine heftige Entzündung im Iliosakralgelenk, die verschwindet, entweder spontan oder unter Therapie. Sie hinterlässt bei manchen Patienten keine Spuren, die man in der Magnetresonanztomographie erkennen kann. Bei anderen Patienten sieht man, dass eine Entzündung stattgefunden hat, oder sie zeigt sich, weil sie immer wieder auftritt, mit der Zeit auch im Röntgenbild.

11. Seltsame Theorien

Leider war die Besserung durch Svens Therapie nie von Dauer, sodass ich oft zu ihm kam, wenn ich schnell Hilfe brauchte, auch teilweise auf private Kosten. Anfangs zeigte er mir einige gymnastische Übungen, die ich zu Hause nachmachte. Aber ich hatte eben oft akute Schmerzen – und Sven war der Einzige, der etwas dagegen tun konnte. Die wertvolle Zeit, in der er mich heilen konnte, wollte ich nicht mit Übungen verschwenden, die mir in jenem Moment eh nicht hätten weiterhelfen können. Zu Orthopäden ging ich jetzt nur noch, wenn ich ein Rezept für die Physiotherapie brauchte – ich hatte jegliches Vertrauen in ihr Können verloren. Die Beziehung zu meinem Physiotherapeuten wurde im Gegensatz dazu schon fast freundschaftlich, so häufig sahen wir uns.

Eines Tages fragte Sven plötzlich, nachdem ich mich auf die Liege gelegt hatte: «Sag mal, praktizierst du irgendwelche abgefahrenen Sextechniken?»

Ich erschrak, denn so nah standen wir uns nun auch wieder nicht. Ich überlegte, was ich sagen sollte, die Wahrheit – «nein» – konnte ziemlich langweilig rüberkommen. Andererseits wollte ich ja absolut kooperativ sein, denn Sven sollte mir schließlich helfen, den wahren Ursachen meiner Rückenschmerzen auf die Spur zu kommen. Also sagte ich: «Äh, nein ...»

«Das hört sich nicht sehr überzeugend an – wirklich?»

«Nein, warum, verdammt?»

«Also, ich hatte einen Kunden, der hatte immer wieder die gleiche Nackenverspannung, und ich hatte einfach keine

Erklärung dafür – bis er zugab, dass er eine bestimmte Art von Blow-Job praktiziert. Klar, kurze schnelle Bewegungen, man will nicht aufhören, da vergisst man jede Verrenkung.»

«Sorry, ich habe nichts Vergleichbares anzubieten», sagte ich. Wenigstens ging es um einen Schwulen, ich fühlte mich nicht ganz so langweilig mit meinem Sexualleben, als wenn Sven von heterosexuellen Praktiken gesprochen hätte.

Mit der Zeit wurden seine Theorien darüber, was meine Schmerzen verursachte, immer abenteuerlicher. Ständig hatte er eine neue und verwarf die vorherige. Gleich blieb seine grundlegende These. Mein Iliosakralgelenk sei instabil. Um das zu kompensieren, würde ich das Becken nach vorne schieben. Dadurch würden sich die Po- und Rückenmuskeln verspannen und so meine Schmerzen verursachen. «Aber wir müssen doch mal an die Ursache herankommen», sagte ich.

Sven wollte meine gesamte Körperhaltung verbessern. Weil ich mein Becken nach vorne schöbe, könne sich auch mein Brustkorb nicht richtig aufrichten. Zu der Zeit hatte ich auch häufig Blockaden in der Brustwirbelsäule. «Du musst die Brust und den Hintern mehr rausstrecken», sagte er. Dabei drückte er mit einer Hand zwischen meine Schulterblätter und mit der anderen in meinen unteren Rücken. Ich fühlte mich jetzt, als würde ich ein extremes Hohlkreuz formen, aber Sven sagte: «Das wäre deine optimale Körperhaltung – versuch bitte möglichst oft, so zu gehen und zu stehen.»

Ich ging nach draußen auf die Einkaufsstraße. Ich kam mir albern vor – als Kind war ich in dieser Position vor dem Spiegel aufmarschiert, wenn ich einen Bodybuilder darstellen wollte. Jetzt fühlte ich mich, als würde ich den Befehl «Gehen Sie möglichst bekloppt durch die Gegend» übereifrig ausführen. Was dachten die Passanten, die mich sahen? Dass ich krankhaft den Hintern rausstreckte, um zu zeigen, dass ich einen Arsch in der Hose hatte? Dass ich möglichst groß und muskulös aussehen wollte, obwohl ich es nicht war? Dass ich mich wie Superman fühlte, nur weil ich gerade aus dem Gebäude trat, in dem auch das Fitnessstudio untergebracht war?

Ich hatte Angst, dass ich mit dieser Haltung vielleicht Menschen provozieren und mir gleich jemand Schläge anbieten würde. Aber nichts passierte, weder in der Fußgängerzone noch abends im Club. Freunde sagten allerdings: «Du gehst so seltsam, man erkennt dich jetzt gar nicht mehr am Gang.» Darauf konnte ich natürlich keine Rücksicht nehmen, wenn es um die Therapie meiner Rückenschmerzen ging. Allerdings mussten sich meine Freunde auch nicht allzu stark umgewöhnen. Ich hielt mich in der neuen Haltung nur so lange, wie ich mich darauf konzentrierte – und weil ich hie und da auch noch etwas anderes zu tun hatte, waren das höchstens fünf Minuten am Stück.

«Kannst du mir den Rücken vielleicht so tapen, dass ich mich gerade halte?», fragte ich Sven beim nächsten Besuch.

Er lachte. «Diesen Gedanken hatte man schon im 19. Jahrhundert, aber das funktioniert nicht, das musst du schon selbst machen.»

Zwar gewöhnte ich mich daran, ab und an wie ein Bodybuilder zu gehen, und tatsächlich fühlte ich mich dann zeitweise größer und besser – allerdings änderte das an meinem eigentlichen Problem, den Schmerzen im unteren Rücken, wenig. So geriet der Therapieansatz mit der Bodybuilder-Haltung bald in Vergessenheit.

Dafür lernte ich die Namen unaussprechlicher Muskeln kennen: Sven drückte auf Rückenmuskeln, die den Namen Musculi multifidi trugen – wieder tat es höllisch weh. Er war jetzt der Meinung, dass diese Muskeln sich verspannten und dadurch ein Zug bis zum Becken entstehe, der meine Schmerzen verursachte. Irgendwann sagte er: «Es kann natürlich auch umgekehrt sein.»

Svens Therapie half mir immer, aber seine Theorienvielfalt ließ mich doch zweifeln, ob ich allein bei ihm mit meinen Rückenschmerzen gut aufgehoben war. Ich war ein verwirrter Ermittler. Ich wollte DIE Erklärung, nicht jedes Mal eine andere. Also ging ich mal wieder zum Orthopäden.

Nachdem ich bei der Alternativ-Medizinerin, der Ärztin mit den Einlagen, eine katastrophale Mischung aus Unfreundlichkeit, Pseudo-Autorität und Hirnlosigkeit kennengelernt hatte, wollte ich zurück in die Arme der Schulmedizin. Ich vereinbarte noch einmal einen Termin bei dem Orthopäden mit dem hessischen Idiom, dem Sprechzimmer mit der altertümlichen Einrichtung und dem Hydrojet im Untergeschoss. Inzwischen waren zwei Jahre vergangen. Er fragte mich nach meinen aktuellen Beschwerden. Ich sagte: «Die haben sich nicht gebessert.»

«Haben Sie das Schmerzmittel jeweils längere Zeit eingenommen?»

Ich antwortete: «Nein, nur kurz, zwischendrin war es besser, da habe ich es abgesetzt ...»

«Wenn Sie sich nicht an die Therapie halten, kann ich Ihnen schlecht helfen», sagte der Arzt. Er wirkte jetzt ungehalten.

«Ich kenne das Schmerzmittel», antwortete ich. «Ich weiß, dass es ein Segen sein kann, aber ich würde auch gerne die Ursache meiner Schmerzen herausbekommen und bekämpfen.»

Er grummelte: «Ein Röntgenbild wollten Sie ja auch nicht. Dann lassen wir noch eine Kernspintomographie machen.» Er reichte mir die Visitenkarte einer Röntgenologischen Gemeinschaftspraxis.

Kernspinaufnahmen hatte ich ja auch schon mehr als genug. «Vielleicht brauchen wir die gar nicht», sagte ich. «Ich habe völlig neue Erkenntnisse von meinem Physiotherapeuten – er sagt, dass die Musculi multifidi verspannt sind und dass dadurch mein Becken in die falsche Position ...»

«Gut, dann schreibe ich Ihnen die Physiotherapie noch mal auf», unterbrach mich der Arzt. Er stand auf und reichte mir die Hand zum Abschied.

Das war der Augenblick, in dem ich entschied, auch diesen Orthopäden nicht mehr aufzusuchen. Schon mehrfach hatte ich versucht, Ärzten zu erzählen, was Physiotherapeuten zu meinen Rückenschmerzen gesagt hatten. Keiner hatte sich dafür interessiert. Dabei nehmen sich Ärzte in der Regel nur wenige Minuten, um einen Rücken zu untersuchen, während der Physiotherapeut, addiert man die Therapieeinheiten, mehrere Stunden in direktem Kontakt mit dem schmerzenden Bereich steht. Wäre doch naheliegend, Informationen auszutauschen – das habe ich aber nie erlebt. Der Orthopäde untersucht das Skelett – und die Muskulatur lässt er meist weitgehend unbeachtet links und rechts der Wirbelsäule liegen. Darum kümmert sich der Physiotherapeut. Jeder werkelt an seinem Teilstück, als ob das eine nichts mit dem anderen zu tun hätte. Absurd, aber das ist die Realität für Patienten mit Rückenschmerzen in Deutschland.

12. Rätselhafte Bilder

Als Kind sammelte ich Bierdeckel, Kronkorken, Briefmarken. Als Rückenpatient wurde ich ungewollt wieder zum Sammler – von Bildern aus Röntgengeräten und Kernspintomographen. Wenn ich nicht irgendwann begonnen hätte, mich neuen Röntgenbildern wegen der Strahlenbelastung zu verweigern, könnte ich damit heute meine gesamte Wohnung tapezieren. Jetzt ist es nur die halbe. Kernspinbilder haben durchaus Posterformat, und die Motive, die bei mir eingelagert sind, hätten das Potenzial, mich froh zu machen. Denn schließlich sieht meine Wirbelsäule auf den Bildern relativ gesund aus. Trotzdem lagere ich sie lieber in diesen riesigen Plastiktüten, in denen sie einem ausgehändigt werden – sie sind in ihrer Schwarz-Weiß-Optik einfach nicht besonders ansehnlich. Die Tüten unterscheiden sich nur im Aufdruck von normalen Einkaufstüten, meistens ist dort von einer «Radiologischen Gemeinschaftspraxis XY» zu lesen, manchmal sind fünf Ärzte mit all ihren Titeln aufgeführt. Es gibt aber auch das Modell «Gucci-Style», mit schicker Glanzoptik in Silber – Radiologen können in Taschen investieren, kein Wunder bei Rechnungen von circa 1000 Euro für eine Kernspintomographie.

Die Tüten haben in etwa das Format eines großen Zeichenblocks «DIN A3» – wie soll man die aufbewahren? In einen Ordner passen die Bilder nicht, wenn man sie an eine Wand lehnt, rutschen die Tüten ab und sacken in sich zusammen. Es gibt wirklich nichts Unhandlicheres auf dieser Erde als Kernspinbilder. Die einzige Lösung, die mir einfiel: Ich schob die Tüten in einen Spalt zwischen Wand und Schrank. Da stecken sie nun, und jedes Mal, wenn ich eine Aufnahme brauche, krame ich alle Tüten heraus. Leider ist von außen nicht ersichtlich, was drin ist. Einmal habe ich mein Knie anstelle meiner Wirbelsäule zu einem Arzt mitgebracht. Kernspinbilder nerven. Trotzdem sind sie mir lieber als andere Körperbilder – Röntgen- und Computertomographien belasten mit mutagener Strahlung (siehe Seite 45 ff.).

Jetzt hatte ich wieder eine Verordnung für eine Kernspinuntersuchung. Die letzte war mittlerweile schon drei Jahre her. Als Ermittler hoffte ich immer noch auf neue Erkenntnisse vom Tatort. Ich ließ mich also mal wieder in die Röhre schieben. Das Kernspintomogramm sollte Brust- und Lendenwirbelsäule zeigen. Bei der Besprechung mit dem Arzt dann die Überraschung. Zunächst zeigte sich mal wieder dort kein Befund, wo ich meine typischen Schmerzen hatte, übrigens auch keine Entzündung mehr, die auf einen rheumatischen Prozess hingedeutet hätte.

Dann tippte der Arzt mit dem Kugelschreiber aber auf das obere Ende des Bildes, hier war noch ein Stück der Halswirbelsäule zu sehen. «Hier oben haben Sie eine klare Bandscheibenvorwölbung.» Dort hatte ich noch nie Schmerzen gehabt! Ausgerechnet hier konnte man jetzt eine Veränderung beobachten, während an meinem typischen Schmerzherd nichts zu sehen war. Wenn diese Vorwölbung zufällig dort gewesen wäre, wo meine Schmerzen meistens auftraten, wäre ich vermutlich auf dem Operationstisch gelandet – unnötigerweise wie die meisten operierten Rückenschmerzpatienten in Deutschland.

Reiner Gradinger, Professor für Orthopädie an der TU München und Ärztlicher Direktor des Klinikums rechts der Isar in München, über die *Nachteile der Röntgen- und Kernspindiagnose*:

Ich sehe viele Patienten, die von mir eine Zweitmeinung hören wollen. Meistens haben sie schon einen Stapel Bilder dabei, in 70 Prozent der Fälle ist eine übertriebene Diagnostik mit bildgebenden Verfahren gemacht worden. Viele Ärzte schauen sich die Patienten gar nicht gründlich an. Wenn jemand Kreuzschmerzen hat, fährt er sofort in die Röhre. Und auf den Bildern findet sich fast immer irgendwas. Ab einem gewissen Alter hat jeder degenerative Veränderungen an der Wirbelsäule. Die Dicke der Bandscheiben geht zurück, die eine oder andere wölbt sich Richtung Rückenmark. Dann heißt es: «Das, was Sie hier sehen, ist die Ursache für Ihren Kreuzschmerz, mit einer Operation können wir das beseitigen.» So führt die übertriebene bildgebende Diagnostik auch zu unnötigen und wirkungslosen Operationen, denn die Ursache für Rückenschmerzen ist nicht unbedingt auf Röntgen- oder MRT-Bildern sichtbar. Bei drei von fünf Patienten, die von mir eine Zweitmeinung hören wollen, ob sie operiert werden sollen, sage ich: «Die Operation ist nicht notwendig.»

Viele Ärzte stellen die falsche Diagnose, vielleicht weil sie zu wenig Erfahrung mit der konservativen Therapie haben. Sie finden heute Ärzte, die nur noch am OP-Tisch stehen. Dabei ist es ja gerade der Vorteil der Orthopädie, dass man die konservative wie die operative Therapie erlernen und beherrschen muss. Aber natürlich ist eine Bandscheibenoperation auch lukrativer für den Arzt, als sechsmal Krankengymnastik aufzuschreiben. Die meisten Vorfälle sind keine, sondern nur Vorwölbungen. Das kann aber der Laie nicht unterscheiden und mancher Arzt vielleicht auch nicht. Aber ein Spezialist für die Wirbelsäule sollte es unterscheiden können. Operiert werden müssen nur echte Bandscheibenvorfälle, bei denen das Innere der Bandscheibe in den Wirbelkanal durchgebrochen ist und auf eine Nervenwurzel drückt. Und auch das muss man nur operieren, wenn Ausfälle wie Gefühlsstörungen, Blasenentleerungsstörungen oder Lähmungen auftreten.

13. Auch ein starker Rücken kennt den Schmerz

Ungefähr zu der Zeit, als ich Abitur machte, hatte ich mir einen Brustwirbel ausgerenkt. Damals war ich zum ersten Mal bei einem Orthopäden: Er war 1 Meter 60 groß, und mit seinem mächtigen Rücken erinnerte er an eine geräumige Bauernkommode – wäre da nicht sein kahlköpfiger Schädel gewesen. Er bat mich, mein T-Shirt auszuziehen und mich umzudrehen. «Herr Jötten, Ihre Rückenmuskulatur ist ja quasi nicht vorhanden», knurrte er. Dann stieg er auf eine kleine Leiter, umpackte mich mit beiden Armen unter den Achseln und hob mich hoch. Es krachte, die Blockade war gelöst.

Zum Abschied sagte der Arzt: «Am besten, Sie melden sich gleich unten im Fitnessstudio an.» Ich wusste, dass das seiner Frau gehörte, und witterte Geschäftsinteressen, sodass ich seine Empfehlung ignorierte. Aber seitdem dachte ich immer mal wieder daran, dass dieser Orthopäde vielleicht recht gehabt haben könnte. Ich war immer schon schmal und leichtgewichtig gewesen. Und die Sportarten, die ich betrieb – Tischtennis, einmal die Woche Joggen und einmal im Jahr Ski Alpin –, waren nicht gerade ein Aufbauprogramm für meine Rückenmuskulatur, zumindest nicht in dieser geringen Intensität. Fitnessstudios aber waren mir nicht sehr sympathisch; Gewichte zu stemmen, empfand ich von weitem als stupide, Joggen auf Laufbändern in Räumen schwachsinnig.

Als die Beschwerden mal wieder schlimm wurden und ich ohne Orthopäden war, musste ich mir eingestehen, dass ich bei meinen Ermittlungen sehr auf Ärzte und Theorie gesetzt hatte. Meine Muskulatur zu kräftigen, diese Spur hatte ich bislang nicht verfolgt, das wollte ich jetzt ändern. Ich rief bei Kieser-Training an, einer Fitnesskette, die damals mit dem Slogan warb: «Ein starker Rücken kennt keinen Schmerz.»

«Haben Sie einen Arzt?», fragte ich.

«Nun ja, wir haben einen Mediziner, der die Eingangsuntersuchungen macht – und dann haben wir noch die medizinische Kräftigungstherapie ...»

«Das hört sich interessant an!», sagte ich. Ich ließ mir einen Termin beim Arzt geben.

Es war ein später Herbstnachmittag, Regen glänzte auf der Straße. Vom Hauptbahnhof folgte ich den Straßenbahnschienen in eine Seitenstraße – ein Tram-Rangiergleis, eine reguläre Linie fuhr hier nicht entlang. Ich ging vorbei an einer Sparkasse, auf einer in Waschbeton gefassten Blumenrabatte saß ein Junkie und starrte ins Leere, ein paar Meter weiter stritten ein Mann und eine Frau um zwei Euro. Ein durchdringender Uringeruch lag in der Luft. Prima Gegend, langsam war mein Fall also auch in dem Milieu angekommen, das in keinem anständigen Krimi fehlen durfte.

Ich ging an einer Bar vorbei, die einen arabisch klingenden Namen trug. Das Schild war mit dem Namen eines Bieres versehen, das es längst nicht mehr gab. Mit Kreide war an eine Tafel geschrieben: «Asbach-Cola, zwei Euro.» Vielleicht deshalb der Streit um diese Summe an der Straßenecke. Gegenüber war der Eingang von Kieser-Training.

Eine Metalltreppe führte nach oben, ins Hochparterre. Durch eine Drehtür trat ich in eine Welt, die sich von der vor der Tür kaum stärker hätte unterscheiden können. Heller Parkettboden, schwarze Kraftmaschinen, Ruhe, nur das Klacken der Gewichtsstöcke war zu hören, keine Musik wie in anderen Fitnessstudios. Hinter einem Tresen aus grauem Metall stand ein Mann in grauem Hemd. Er schickte mich über eine weitere Stahltreppe in den ersten Stock. Dort führte eine Tür in den Raum, der bei normalen Arztpraxen der Warteraum gewesen wäre. Hier standen zwei Stühle und zwei Maschinen mit allerhand Kurbeln, Gurten und Gewichten. Schon beim ersten Anblick wirkten sie furchteinflößend, und bald sollte ich erfahren, dass sie wirklich zur Folter gebraucht wurden. Hinter der Tür mit dem Arztzimmer hörte ich Stimmen, eine Sprechstundenhilfe gab es nicht. Ich wartete.

Nach fünf Minuten ging die Tür auf, ein Mann um die 60 kam mit einem Handtuch über den Schultern aus dem Zimmer. Dann stand ein Arzt mit vergilbtem Kittel und dunkelblauem T-Shirt darunter vor mir. «Treten Sie ein!», sagte er und drückte kräftig meine Hand. Er war Mitte 40, sportlich, aber kein Bodybuilder, das beruhigte mich schon mal. Ich schilderte ihm meine Beschwerden im unteren Rücken. Er machte die üblichen orthopädischen Untersuchungen. Aber er verschrieb keine Schmerzmittel, wie ich es von den meisten anderen Konsultationen kannte, sondern Eisen – in Form von Gewichten.

«Ich empfehle Ihnen eine medizinische Kräftigungstherapie für den unteren Rücken mit unserer Med-Ex-Spezialmaschine», sagte er. «Parallel sollten Sie mit einem Therapeuten im Trainingsraum auch andere Muskelgruppen trainieren, damit wir die Muskulatur nicht einseitig, sondern ganzheitlich stärken.»

Ich war begeistert, endlich passierte etwas, ja besser noch: Endlich konnte ich selbst etwas tun.

Ich durfte mich gleich in den Vorraum mit den großen Geräten begeben. «Setzen Sie sich bitte hier herein», sagte der Arzt und zeigte auf ein stählernes Monstrum, bei dem auf den ersten Blick drei verchromte, tellergroße Räder auffielen – solche, mit denen man normalerweise Ventile in Pipelines oder Schleusentore dicht verschließt. Ich setzte mich auf den Sitz in der Mitte. Vor meinem Kopf gab es einen Monitor. Die Füße stellte ich auf eine Metallplatte, der Arzt begann an der ersten Kurbel zu drehen, meine Füße fuhren auf der Metallplatte näher an mich ran.

«Diese Maschine stärkt isoliert Ihre untere Rumpfmuskulatur.» Hörte sich anstrengend an. Ich setzte meine Brille ab und wollte sie seitlich auf die Maschine legen. «Nicht hierhin», sagte der Arzt. «Die wird sonst vom Gewichtstock zermalmt.» Das hörte sich nach sehr viel Gewicht an – ob ich das überhaupt schaffen würde?

Der Arzt legte mir einen schweren Ledergurt quer über die Oberschenkel, Metallschnallen klickten, das Ding saß fest – dachte ich. Denn jetzt drehte der Arzt wieder am Rad, dem zweiten verchromten, nur wurden hier weder Pipeline noch Schleusentor dichtgemacht, sondern die Blutgefäße in meinem Oberschenkel! So fühlte es sich zumindest an. Ich brüllte: «Stopp!»

Der Arzt sagte: «Der Gurt muss sehr fest sitzen, damit Sie das Gewicht wirklich nur mit der Rückenmuskulatur heben und nicht die Beine zu Hilfe nehmen können.» Er prüfte mit dem Finger, wie fest der Gurt saß, und sagte: «Na, da geht aber noch was ...» Dann kurbelte er weiter – ich fühlte mich wie in einem Schraubstock, ja, so konnte ich die Beine garantiert nicht zu Hilfe nehmen, vielleicht sogar nie mehr.

Aber die Folter sollte noch schlimmer werden. Jetzt sollte ich mich in dieser Fesselung auch noch aufrichten mit einem Gewicht von 70 Pfund auf dem Rücken. Ich drückte mich nach oben, es brannte in meinem Rücken – dort waren also Muskeln? Oft konnte ich die noch nicht benutzt haben. Ich drückte, ächzte. Vor mir auf dem Monitor sah ich eine Kraftkurve – langsam stieg sie an. «Come on, noch ein kleines Stück weiter!», rief der Arzt. Dann endlich piepste es – das Zeichen, dass ich mich weit genug nach hinten gestreckt hatte. «Jetzt die Spannung halten und wieder langsam nach vorne beugen», sagte der Arzt. Auch da piepste es beim Anschlag. Das Ganze klang nach einer extrem langsamen Herzfrequenz auf der Intensivstation – und mein Röcheln dazu dürfte auch zu diesem Szenario gepasst haben.

«Schön, perfekte Ausführung», sagte der Arzt. Albern, eine einfache Auf- und Abwärtsbewegung des Oberkörpers – aber ich war stolz, dass ich dafür gelobt wurde, und war gleich motivierter, noch ein paar Wiederholungen mehr zu machen. Nach 18 war ich erschöpft.

Danach übergab mich der Arzt an eine Kräftigungstherapeutin, die mir meinen ersten Rundgang durch ein Fitnessstudio bescherte. Sie war blond, hochschwanger und hatte einen festen Händedruck. Sie zeigte mir, wie ich an verschiedenen Geräten Übungen für Bauch, Beine, Po und den oberen Rücken machen konnte. Zur Gewichtseinstellung musste man einen Stift beim jeweiligen Gewicht einstecken, es gab immer zwei Stöcke, mit einem konnte man nur 20-Pfund-Unterschiede, mit dem anderen 2-Pfund-Differenzen einstellen. «Addieren ganzer Zahlen – kriegst du hin, oder?» Ja, dazu war sogar ich Fitnessstudio-Greenhorn in der Lage. Dafür krachte und knallte es dann allerdings laut, als ich den Sitz für die Beinpresse einstellen wollte. «An diesem Radau erkennt man einen Anfänger – immer den Sitz festhalten, wenn du eine Einstellung änderst, dann fällst du nicht auf.» Beschämt lächelte ich ihr zu, dankbar für den Tipp. Allerdings fiel ich auch so als Anfänger auf, weil neben mir eine hochschwangere Frau ganz in Weiß stand, die meine Übungen beobachtete, mich korrigierte und ermunterte. Immerhin hatte ich gelernt, es nicht mehr krachen zu lassen.

Meine Kräftigungstherapeutin – wie das schon klang! – begleitete mich bei den folgenden Terminen auch an der Foltermaschine. Zweimal die Woche kam ich. Das Krafttraining tat mir sehr gut. Ich ging abends ins Fitnessstudio – und am nächsten Tag fühlte ich mich wie ein Flummi, der auf der Arbeit gut gelaunt durch die Gänge sprang. Es war, als ob die Muskeln aufgeladen waren mit Glück, das den ganzen Körper und das Gehirn ansteckte.

Am Anfang war ich euphorisch. Ich dachte, dass ich jetzt endlich das Problem meiner Rückenschmerzen gelöst hätte. Aber dann waren die Rückenschmerzen wieder da. Meine Therapeutin reduzierte das Trainingsgewicht. Weil der Schmerz aber schlimmer wurde, setzte ich anderthalb Wochen ganz mit dem Training aus. Jetzt waren Stimmung *und* mein Rücken im Tief. Als der Schmerz etwas nachließ, machte ich weiter mit der Medizinischen Kräftigungstherapie. Ich stellte schnell fest, dass die vormalige Verschlimmerung wohl nicht am Training gelegen hatte. Denn meine Schmerzen wurden dadurch nicht stärker, manchmal sogar um Nuancen besser. Im Laufe von 20 Sitzungen steigerte ich mein Gewicht immerhin um 23 Prozent auf 86 Pfund – nur leider musste ich mir bald eingestehen: Der Werbespruch von Kieser war falsch. Auch ein starker Rücken kann schmerzen.

Kieser-Kritiker gab es zur Genüge in meinem Umfeld. Da war der diplomierte Sportwissenschaftler, der mir sagte: «Das Ein-Satz-Training, das bei Kieser gelehrt wird, ist uneffektiv.»

Ich recherchierte: Der Freund hatte wohl recht – an jedem Gerät die Übungen in drei Sätzen zu je zwölf Wiederholungen zu machen hätte mir wahrscheinlich einen größeren Kraftzuwachs gebracht. Mir war auch klar, dass das Konzept, nur einen Satz pro Gerät zu machen, für die Kieser-Betriebe ökonomisch durchaus von Vorteil ist – denn wenn die Kunden länger pro Gerät bräuchten, könnten weniger Menschen pro Zeit durchgeschleust werden. Allerdings hätte es ja auch für mich dreimal so lange gedauert, und so viel Zeit mochte ich mit dem Krafttraining dann doch nicht zubringen.

Ein anderer Freund erzählte, er habe mit dem Kieser-Training wieder aufgehört, weil sektenartig nur die Lehre des Gründers befolgt werden dürfe. So habe man ihm verboten, Aufwärmübungen im Studio zu machen. Kann ich mir vorstellen, Kieser ist schließlich der Meinung, das sei unnötig, weil man sich an den Geräten ohnehin aufwärme. Bevormundung mag ich überhaupt nicht, aber ich habe das Aufwärmen schon immer gehasst, schon als ich in der Jugend im Verein Fußball spielte. Von daher störte ich mich nicht daran.

Inzwischen gehe ich seit Jahren zu Kieser, ich mag den Stumpfsinn, in jeweils einer halben Stunde zweimal pro Woche ein Krafttraining durchziehen zu können, ohne Nachdenken, ohne Berieselung durch furchtbare Musik. Eine kleine subversive Änderung habe ich für mich allerdings eingeführt, streng geheim. Die reine Kieserlehre besagt, dass man seinen Trainingserfolg mit einer Uhr messen soll – pro Wiederholung soll man zehn Sekunden brauchen und pro Gerät zwischen 90 und 120 Sekunden trainieren, macht neun bis zwölf Wiederholungen. Nur kann man sich selbst doch ganz gut betrügen. Wenn man die Übungen besonders langsam macht, kommen in 90 Sekunden eben weniger Wiederholungen zustande.

Deshalb habe ich irgendwann angefangen, die Anzahl der Wiederholungen zu zählen, um meinen Trainingserfolg zu kontrollieren. Ich steigere mein Gewicht, gehe an die Grenze – und bin damit der Einzige im Raum, der laut stöhnt beim Training. Meistens ächze ich die Zahl der Wiederholungen, die ich gerade geschafft habe. Manchmal habe ich Angst, dass ein Kieser-Angestellter deshalb merkt, dass ich gegen die Regeln verstoße, und mich rauswirft. Oder ein anderer Kunde mich zurechtweist, weil ich zu laut bin. Aber bisher ist niemand gekommen, niemand guckte auch nur. Das Kieser-Training ist ein angenehm anonymer Ort, an dem kaum gesprochen wird, an dem keiner schick oder schön ist. Keiner bretzelt sich auf, man taucht hier auch verkatert, mit ungewaschenen Haaren, in furchtbaren T-Shirts auf. Wer würde schon ernsthaft nach einem potenziellen Partner hier unter den Halbinvaliden suchen?

Das Training macht keinen Spaß – erst hinterher, wenn man wieder weg ist von diesem kalten Ort, ist man glücklich. Weil man sich gut fühlt, wie nach jedem Sport, den man halbwegs intensiv betreibt. Bis heute mag ich es, dort mein Programm runterzureißen. Meine Probleme im oberen Rücken verschwanden dadurch komplett – nur an dem Schmerz in der Lendenwirbelsäule und im Iliosakralgelenk hatten weder die medizinische Kräftigungstherapie noch das darauf folgende reguläre Kieser-Training etwas geändert. Und deswegen war ich doch eigentlich gekommen.

Christiane Wilke von der Sporthochschule Köln, Fachbereich «Bewegungsorientierte Präventions- und Rehabilitationswissenschaften», über *Kieser-Training*:

Frau Wilke, wie ist Kieser-Training, der größte Anbieter von gesundheitsorientiertem Krafttraining, aus sportwissenschaftlicher Sicht zu bewerten?

Kieser-Training hat eine eigene Philosophie. Man macht ein Einsatztraining mit recht hoher Intensität. Unsere Organsysteme passen sich aber an Training in unterschiedlichen Geschwindigkeiten an. Erst reagiert das Nervensystem, dann das Herz-Kreislauf-System, dann die Muskulatur, dann Knorpel und Knochen. Es kann also sein, dass ein Krafttraining von der Muskulatur toleriert wird, nicht aber von der Bandscheibe, einer knorpeligen Struktur. Für Anfänger kann die Intensität von Kieser-Training zu groß sein.

Am Anfang wird aber auch dort mit sehr moderaten Gewichten gearbeitet ...

Es gibt bestimmt Studios, in denen das so gehandhabt wird, ich kenne aber viele Fälle, in denen die Intensität für Anfänger zu groß war. Wenn ich ein gesundheitsorientiertes Muskeltraining anbiete, sollte ich das am Anfang mit einem Ausdauertraining kombinieren, aber das gibt es bei Kieser nicht, das dauert denen zu lange. Deren Marketing-Idee ist ja: Sie kommen eine halbe Stunde zu uns und bekommen ein Ganzkörpertraining. Da ist jede Ausdauer-Komponente fehl am Platz, weil es dann auf jeden Fall länger dauern würde.

Die Kieser-Philosophie besagt, dass man Ausdauer besser draußen trainieren sollte als in einem Fitnessstudio ...
Wenn das entsprechend vermittelt wird, ist das richtig. Es ist wichtig, bei einem Untrainierten mit einem Kraft-Ausdauer-Training zu beginnen, damit die Muskulatur die Möglichkeit hat, sich anzupassen. Damit neue Kapillar-Gefäße gebildet werden können, die den Muskel dann versorgen können. Das ist die Voraussetzung für effektives Krafttraining.

Also erst einmal nur Fahrradergometer und keine Kraftmaschinen?
Nein, Kraft-Ausdauertraining heißt, dass man schon an die Fitness-Geräte geht, aber mit relativ geringen Intensitäten und vielen Wiederholungen. Danach steigert man das in Richtung Muskelaufbautraining, indem man die Gewichte erhöht und die Anzahl der Wiederholungen verringert. Die Idee dabei ist, die Muskulatur auf die Intensität vorzubereiten – aber vor allem auch die anderen Strukturen, wie Gelenke, Sehnen, Bänder, Knorpel, das wird oft vergessen.

Das heißt aber, wenn ich bei Kieser-Training mit geringem Gewicht und vielen Wiederholungen arbeite zu Beginn, kann ich dort ein gutes Training betreiben?
Ja, aber zum Einstieg ins Krafttraining sind andere Fitnessstudios geeigneter. Was mich am meisten an der Kieser-Philosophie stört, ist, dass stur an ihr festgehalten wird. Ich muss das Einsatztraining so machen, wie es dort gelehrt wird, und wenn ich es nicht tue, dann muss ich gehen.

Wäre denn ein Mehrsatztraining besser?

Das kann man nicht pauschal sagen. Aber besonders am Anfang ist das Einsatztraining nicht für jeden geeignet. Mich stört auch, dass die Kieser-Trainer keine fachspezifische Ausbildung haben müssen. Es reichen ein paar Wochenendkurse, um aus Laien Instruktoren zu machen. Wenn ein Kunde dort ein Rücken- oder Knieproblem hat, dann kann ihm niemand weiterhelfen. Kieser ist ein Franchise-Unternehmen wie McDonald's – dort braten auch nicht Köche die Burger, und genauso wenig ist es Fachpersonal, das einem bei Kieser die Geräte einstellt.

Es gibt bei Kieser auch die Medizinische Kräftigungstherapie, da wird man von einem Arzt beraten und von Therapeuten begleitet.

Ja, bei der MKT wird man von Fachpersonal begleitet, also etwa von Physio- oder Sporttherapeuten. Um an diesen Riesenmaschinen zu trainieren, braucht man eine Eins-zu-Eins-Betreuung, allein geht das nicht. Das ist ein sehr großer Aufwand für den Effekt, der erreicht wird – und auch sehr teuer. In anderen Fitnessstudios kann man den gleichen Effekt mit gleich guter Betreuung viel billiger bekommen.

Der zweitgrößte Anbieter gesundheitsorientierten Krafttrainings ist FPZ – sind diese Fitnessstudios eher zu empfehlen?

FPZ ist kein Franchise-Unternehmen, das heißt, man muss sich nicht wie bei Kieser hundertprozentig an eine Trainingsphilosophie halten. Man kann als Betreiber beispielsweise neben den FPZ-Kraftmaschinen auch Ausdauer-Komponenten anbieten, das finde ich schon mal besser als bei Kieser. Man hält außerdem nicht stur am Einsatztraining fest, wenn es bei einem Kunden keinen Erfolg hat. Jedes Gerät ist computergesteuert, es gibt ein Biofeedback, das den Trainingserfolg anzeigt.

Ist das wirklich wichtig?
Anfänger kann es motivieren, wenn sie sehen, wie sie im Trainingssoll liegen, später braucht man das dann nicht mehr unbedingt. Ein weiterer Vorteil der FPZ-Studios ist, dass dort wirklich nur Fachpersonal arbeitet, das in einem bewegungstherapeutischen Beruf ausgebildet worden ist.

Sehr viele Menschen trainieren bei Kieser – ist das sinnlos oder sogar schädlich?
Wenn man dieses Training zusätzlich zu einem Ausdauersport nutzt, den man draußen betreibt, ist die Kieser-Methode ein sehr gutes Kräftigungsprogramm. Auch als Prävention ist es sinnvoll, sofern man nicht mit zu hoher Intensität einsteigt. Ich würde aber niemandem raten, der eine akute Rückenproblematik hat, zu Kieser zu gehen.

14. Von Nervenzerstörern und Handauflegern

Zurück zu dem Zeitpunkt, an dem ich noch nicht Kunde bei Kieser, sondern Patient in der dort angebotenen Medizinischen Kräftigungstherapie war. Nach 18 Einheiten hatte ich das Abschlussgespräch bei dem Arzt, der sie verordnet hatte. Es war klar, dass sie mir zwar gutgetan, an meinen Schmerzen im Rücken jedoch nichts geändert hatte. Genauer gesagt war es sogar so, dass der Schmerz mit nichts korrelierte, was die Therapie anging – weder wurde er bei Trainingsfortschritten noch bei Ruhepausen grundsätzlich besser oder schlechter.

Der Arzt sagte zu mir: «Wir kommen an das Problem nicht mit Krafttraining ran.» Um das Iliosakralgelenk, dort, wo meine Schmerzen lokalisiert seien, gäbe es quasi kein Muskelkorsett, das gestärkt werden könne.

«Ich sehe jetzt eigentlich nur noch eine Möglichkeit, Ihre Schmerzen zu behandeln», sagte er. «Ich könnte Ihnen die schmerzverursachenden Nervenbahnen zwischen Rücken und Gehirn stilllegen.»

Man muss dazu sagen, dass er in der Zwischenzeit seine Tätigkeit bei Kieser beendet und eine Wirbelsäulenklinik eröffnet hatte.

«Sie meinen einfach abklemmen, sodass die Ursache weiter da ist und ich nur einfach nichts mehr spüre?», fragte ich.

«Nicht abklemmen, ich würde Ihnen mit einer Sonde minus 60 Grad kaltes Gas an die Nervenenden leiten», sagte er. «Sehr erfolgreich, die Patienten haben dann keine Schmerzen mehr.»

Mit Anfang 30 die Nerven kappen, damit man nichts mehr

spürt? Das erschien mir ähnlich reizvoll, wie ab dem nächsten Tag morgens mit dem Wodkatrinken oder Heroinspritzen anzufangen, um meine Schmerzen zu verringern. Sicherlich wären auch das wirksame Methoden, aber ich sah mein Leben eher noch in einer hoffnungsvollen Phase. Warum nicht gleich mein Gehirn amputieren? Dann hätte ich im Nu gar keine Probleme mehr. Für den Ermittler hätte die Denervierung auch bedeutet, aufzugeben, ohne den Fall gelöst zu haben. Das kam für mich nicht in Frage. Ich verabschiedete mich und wusste, dass ich den Arzt nie mehr wiedersehen würde.

> **Reiner Gradinger, Professor für Orthopädie und Ärztlicher Direktor des Klinikums rechts der Isar der Technischen Universität München, über die Methode der *Denervierung*:**
>
> Bei einer Denervierung werden die sensiblen Nervenbahnen unterbrochen, die vom schmerzenden Wirbelsäulengelenk zum Gehirn führen. Die Schmerzen verschwinden dann. Nur die sensiblen Nerven werden durchtrennt, nicht die großen Nervenstränge, sonst bekäme man Lähmungen. Man kann das mit Medikamenten machen oder auch mit einer Art Elektrokauter, mit dem man die sensiblen Bahnen der Nerven unterbricht. Das gibt es auch als minimal-invasives Verfahren. Die Nerven mit Kälte zu unterbrechen, die sogenannte Kryotherapie, ist nicht so gut wirksam. Die Denervierung ist nur bei einer klaren Diagnose, wie einer Wirbelarthrose, anzuwenden. Bei unspezifischen Rückenschmerzen ist sie keine geeignete Therapie.

Ich zog mich zurück in meine Wohnung, ohne Drogen und Spirituosen, obwohl deren Konsum wirklich meiner Stimmung entsprochen hätte. Nach all der Zeit war ich wieder am Anfang – und hatte keine neue Spur, was die Ursache meiner Rückenschmerzen war. Also erst mal wieder Literaturrecherche. Ich saß in meiner Küche, auf meinem Stuhl mit dem Keilkissen, vor mir alles, was Internet, Buchhandel und Zeitschriftenkioske zum Thema Wirbelsäule zu bieten hatten. In einem Spezialheft zum Thema «Rückenschmerz» las ich von einer Studie aus der Schweiz. Darin hatte man festgestellt, dass Aerobic-Kurse wirksamer als Krankengymnastik und Gerätetraining waren.

Sollte also ein einfacher Fitness-Kurs meine Beschwerden lindern können? Tatsächlich musste ich mir eingestehen, dass ich so was noch nie ausprobiert hatte. Ich meldete mich also bei der Volkshochschule für den Kurs «Wirbelsäulengymnastik» an.

Der Kurs wurde in einer typischen Mehrzweckturnhalle angeboten. Ich ging durch eine gläserne Tür und roch den Geruch von Gummimatten. Ein Zettel mit der Aufschrift «Nur mit sauberen Sportschuhen betreten» hing an einer Tür. Es war ruhig, wie wenn man früher zu spät zum Schulsport kam und sich schon alle Mitschüler umgezogen hatten – und genauso war es jetzt auch, ich war zu spät. Nicht nur heute, ich hatte auch schon zwei Termine verpasst, an den Mittwochabenden zuvor hatte ich mich für die Championsleague-Halbfinalspiele entschieden. Da hatte Wirbelsäulengymnastik nicht mithalten können. Ehrlich gesagt, konnte sie bei mir mit so ziemlich gar nichts mithalten: Ich hasste Gymnastik.

Aber heute gab es kein Fußballspiel und keine andere Ausrede, nicht hinzugehen. Also öffnete ich die Tür zur Umkleidekabine, ich hörte schon Musik und eine Frauenstimme Kommandos rufen. Ich ging direkt durch in die Halle. Ich war in Jeans und T-Shirt gekommen – für Gymnastik sollte das wohl reichen, hatte ich gedacht. Ich trat in die Sporthalle, an einer Wand waren hinter Metallstangen große Gummibälle festgeklemmt. Vor mir standen zwei Männer und drei Frauen im Halbkreis um die Kursleiterin herum, nein, stehen war nicht das richtige Wort, sie groovten zu dem Eurodance-Klassiker «What is love? Baby, don't hurt me ...».

«Oh, noch ein Neuer», rief eine Frau. Ich lächelte gesichtsverspannt: «Ja, sorry, ich war noch nicht hier bis jetzt ...»

«Sind Sie angemeldet?», fragte die Dozentin, eine Frau Mitte 30, sonnengebräuntes Gesicht. Ich wies meine Anmeldung mit dem Ausdruck aus dem Internet nach. Sie drückte mir fest die Hand: «Herzlich willkommen, ich bin Ulrike.»

Ich schlurfte in den Halbkreis und begann auf der Stelle zu hopsen wie die fünf anderen Schüler. Es war Zeit für die eingesprungene Vorstellungsrunde. «Ich bin der Gerhard!», kam es von gegenüber. «Ich bin die Susi», «Ich bin die Lisa». Als sich alle vorgestellt hatten, rief ich, schon ein bisschen außer Atem: «Hallo, ich bin Frederik.» Ich fühlte mich wie ein Fremdkörper, auch wenn Susi und Lisa in meinem Alter waren. Gerhard war Anfang 50, Klaus und Rita ein Ehepaar im Rentenalter. Es unterschied mich: Ich teilte nicht ihre Leidenschaft für diese Musik, zumindest noch nicht. Gerhard, randlose Brille, Halbglatze, Typ Oberstudienrat, tänzelte mit einer Glückseligkeit in seinen Augen, als habe er die gesamte Woche auf diesen Termin hingefiebert. Er bewegte die Lippen: «Baby, don't hurt me.»

Es wurde ernst. Ulrike machte jetzt eine Schrittfolge vor:

den linken Fuß nach vorne links, auf gleicher Höhe zurück, dann auf den rechten, oder so ähnlich. Ich blickte verwirrt auf ihre Füße, versuchte sie zu imitieren. Leider bin ich darin, Schrittfolgen zu lernen, eine Katastrophe, wahrscheinlich weil ich nie einen Tanzkurs absolviert habe. Ich strengte mich sehr an, die Schrittfolge genau nachzuahmen, doch «Baby, don't hurt me» war stärker. Meinem Gehirn erschien es einfacher, vielleicht auch wichtiger zu sein, im Rhythmus der Musik zu bleiben, ich merkte, wie ich in meinen üblichen Disco-Tanzstil verfiel – und hoffte, dass die Kursleiterin das nicht bemerkte.

Es war auch alles viel anstrengender, als ich gedacht hatte. Ich hatte mit etwas Stretching gerechnet, mit Dehnen und Strecken, und nun stand mir der Schweiß auf der Stirn. «Jetzt das Ganze mit einem Ausfallschritt nach rechts», rief Ulrike. Ich tänzelte jetzt eher nach der rechten Seite. Ulrike bemerkte, dass ich Probleme hatte zu folgen. «Nein, schau mal, so!» Sie machte es mir langsamer vor. Ich gab mir Mühe, aber es gelang mir einfach nicht, die Schrittfolge mit dem Takt der Musik zu synchronisieren. Ich musste verlegen grinsen, erstens, weil es ein bisschen peinlich war, zu welcher Musik ich mich hier gerade abzappelte. Zweitens merkte ich in einem fort, wie untalentiert ich war – nein, nicht für Geräteturnen, Stabhochsprung oder Turmspringen, sondern für Wirbelsäulengymnastik in der Volkshochschule! Das war in sportlicher Hinsicht die bitterste Pille, die ich je zu schlucken hatte. Denn eigentlich pflegte ich zu Leuten zu sagen, die mich nach meinen Hobbys fragten: «Sport ist mein Leben.» Ich beschloss, hier erst mal den Mund zu halten.

Unsere Kursleiterin Ulrike war nicht schlank, eher kompakt, aber sie machte als Nächstes deutlich, dass sie vor allem aus Muskeln bestand. Denn jetzt holten wir uns jeweils eine Gummimatte aus dem Nebenraum. «Vierfüßlerstand», rief sie.

«Ich hab nur zwei Füße!», sagte Klaus, der Ingenieur im Ruhestand.

«Und Hände hast du nicht? Mach es wie die Affen», sagte Ulrike.

Sie stand schon auf dem Boden, streckte den rechten Arm und das linke Bein aus, was bei ihr wirklich locker aussah, bei mir nicht. Aber zumindest musste ich mir hier keine Schrittfolgen merken, ich kam also schon ein bisschen besser zurecht.

Dann teilte Ulrike Gummibälle in Fußballgröße aus – wir legten uns jeweils mit dem unteren Rücken darauf. Ich schaute zu Gerhard. Es wirkte schon ein bisschen komisch, wie er im Takt der Musik mit der Hüfte kreiste – gerade lief Tom Jones' «Sex Bomb». Ich war allerdings noch näher dran, die Lachnummer des Kurses zu werden: Im selben Augenblick verlor ich das Gleichgewicht und purzelte nach links auf den Hallenboden. Erschreckt, mit den Beinen gen Decke, lag ich für einen Moment wie ein hilflos auf dem Rücken zappelnder Marienkäfer da. Zum Glück konnte mich hier niemand aus meinem Bekanntenkreis sehen.

Dann war auf einmal die CD bis zum Ende durchgelaufen – Ruhe. Plötzlich hörte man unser Stöhnen, das ungläubige Kichern, wenn Ulrike wieder einmal rief, wir sollten jetzt noch fünf zusätzliche Wiederholungen machen. Dann sagte sie unvermittelt: «So, das war's für heute. Schönen Abend und schöne Woche.»

Trotz regelmäßigen Kieser-Trainings und Joggens hatte ich am nächsten Tag Muskelkater. Wirbelsäulengymnastik in der Volkshochschule beansprucht die Muskulatur, das hatte ich nicht unbedingt erwartet. Meine Rückenschmerzen hatten sich zwar nicht gebessert, aber Wirbelsäulengymnastik konnte, wenn überhaupt, auch nur über einen langen Zeitraum wirken. Diese Sporthalle war nur ein Nebenschauplatz, ich erwartete von Ulrike keine Diagnose, nein, natürlich fragte ich sie auch nicht danach.

Als der Schmerz wieder einmal stärker wurde, ging ich erneut zu Sven, meinem Physiotherapeuten. Leider wurde er immer wunderlicher. Zwar bearbeitete er anfangs wie gewohnt meine Schmerzpunkte. Aber dann setzte er seine Hände ab und sagte: «Ich will jetzt mal etwas Neues ausprobieren – Elektrotherapie.» Er holte ein Kästchen von der Größe einer Zigarettenschale aus einer Schublade. Es hatte etliche Knöpfe, ein Display mit digitalen Ziffern. Zwei Kabel führten zu Elektroden, die er mir auf den Rücken klebte. Dann schaltete er das Gerät ein, und sofort begann es auf meiner Haut zu kribbeln.

«Kannst du das aushalten?», fragte Sven.

«Ja, es fühlt sich nicht besonders intensiv an ...»

«Okay, dann drehe ich stärker auf», sagte er.

Jetzt fühlte es sich an, als ob ein Stück Kunststoff schnell auf meiner Haut hin und hergerieben wurde. «Das ist genug von der Intensität», sagte ich. «Aber bist du dir sicher, dass das etwas bringt? Der Effekt fühlt sich sehr oberflächlich an.»

«Du wirst sehen, es hilft», sagte er.

Das stimmte nicht – am Abend und am Tag danach musste ich feststellen, dass sich an meinen Beschwerden nichts geändert hatte im Gegensatz zu den Erfolgen, die die Triggerpunktmassage bei mir gehabt hatte. Ich recherchierte im Internet über die Methode: Transkutane Elektrische Nervenstimulation (TENS). Ich las, dass eine Metastudie TENS als ineffektiv zur Behandlung von Rückenschmerzen eingestuft hatte. Ab da lehnte ich die Elektrotherapie grundsätzlich ab.

Der nächste Therapietermin sollte dann allerdings der seltsamste von allen werden. Ich hatte Sven morgens um neun angerufen, weil ich mal wieder Schmerzen hatte. Vor seinem ersten Termin konnte man ihn erreichen. «Du, ich habe da eine ganz neue Idee, wie wir an deine Schmerzen rankommen können», sagte er. «Ein neuer Kollege, der wirklich gut ist – er hat schon einige Patienten geheilt.» Ich war zwar wirklich zufrieden mit meinem Physiotherapeuten, wenn er keine Experimente machte. Aber warum nicht mal etwas Neues versuchen, etwas, das mir vielleicht nachhaltig würde helfen können? «Ja, klar, wenn du meinst», sagte ich. Ich durfte am gleichen Nachmittag vorbeikommen.

Als ich in die Ein-Raum-Praxis trat, stand neben Sven schon ein Mann, der aussah, als würde er nicht nur im Fitnessstudio trainieren, sondern dort leben. Er war ein Bodybuilder, wie man ihn sich vorstellt: Stiernacken, kurzgeschorene Haare, dunkel gebräuntes Gesicht – und unter dem enganliegenden T-Shirt spannten sich Muskeln wie prall aufgepumpt. «Hi», sagte er mit einer ungewöhnlich hohen, sanften Stimme. «Ich bin Björn.» Sven verabschiedete sich. «Viel Erfolg euch beiden!» Dann waren wir allein.

Ich hatte ein T-Shirt an, darüber einen Pulli und eine Jacke. Er schaute mich an. Dann, ohne dass er mich irgendetwas über meine Beschwerden gefragt hätte, sagte er unvermittelt: «Das ganze Problem kommt von deiner Schulter.» Ich fand das interessant, weil meine Schmerzen im unteren Rücken waren, ein Seher wahrscheinlich. «Aha ...», sagte ich.

Ich legte mich trotzdem auf die Pritsche, so war es ja ausgemacht. Ich wollte mein T-Shirt ausziehen, wie ich es gewohnt war von Sven. Aber Björn sagte: «Das kannst du anlassen.» Die Sache wurde immer merkwürdiger, ich legte mich auf den Bauch und fragte: «Was wirst du machen?»

«Das wirst du schon sehen, beziehungsweise spüren.»

Jetzt wurde mir doch ein bisschen mulmig, vielleicht ein Knochenbrecher?! Ich sagte: «Moment, ich mache nichts mit, von dem ich nicht weiß, was es ist ...»

«Keine Angst, es wird ganz sanft ...»

Meine Augen waren zu Boden gerichtet, ich merkte, dass seine Hände über meinem Kopf waren – doch er berührte mich nicht. In meinem Kopf begann es zu kribbeln, vielleicht hielt er einen riesigen Magneten über mich, der die Moleküle in meinem Hirn verdrehte? Ich hatte Angst, drehte meinen Kopf ein wenig, sodass ich nach oben linsen konnte – ich sah Björns Hände drei Finger breit über meinem Kopf schweben. Das beruhigte mich etwas, so konnte er wenigstens nichts kaputt machen. Das Kribbeln im Kopf hörte auf. Jetzt hörte ich seinen Magen knurren, vielleicht wollte er mich essen? Als kleinen proteinhaltigen Snack?

Ich hörte ihn schwer atmen. Er spannte seine Muskeln an, weiterhin, ohne mich zu berühren. Für ihn war das vielleicht eine super Stabilitätsübung ohne Gewicht. Der Typ hielt sich wohl, dank hartem Training, Nahrungsergänzungsmitteln und womöglich anderem Stoff, für so stark, dass er glaubte, seine Kraft sogar ohne physischen Kontakt ausüben zu können. Bei mir kam davon jedoch nichts an. Mir wurde langsam kalt. Ich war deshalb froh, als Björn nach ein paar Minuten die Hände auf meinen Rücken legte. Allerdings wäre es mir bedeutend lieber gewesen, wenn mich nicht ein Typ mit lila Jogginghosen berührt hätte, sondern am besten mein Physiotherapeut.

«Ich vermisse ein bisschen die Therapie …», sagte ich.

«Ich praktiziere eine andere Methode – Bioenergetik», antwortete er. «Spürst du schon die Kraftwellen, die von mir ausgehen?»

«Nein», knurrte ich – jetzt wusste ich, dass ich keine Massage bekommen würde. Dafür spürte ich eine große, vielleicht die größte bioenergetische Kraft: Meine Knie, meine Oberschenkel zitterten – vor Wut. Handauflegen (beziehungsweise meistens noch weniger als das), bei solch einem unfassbaren Schwachsinn war ich also jetzt gelandet. In mir kochte der Ärger, weil hier gerade meine Therapie- und Lebenszeit verschwendet wurde. Ich überlegte, aufzustehen, das Ganze abzubrechen und ihm die Meinung zu sagen. Aber ich wusste genau, was dann passieren würde. Björn und Sven würden behaupten, dass die Therapie nur deshalb fehlgeschlagen sei, weil ich sie abgebrochen hätte. Ich hielt also auch noch die letzten fünf Minuten durch.

«Wie fühlst du dich?», fragte Björn anschließend.

«Schlecht», sagte ich. «Du glaubst doch nicht im Ernst, dass mir das geholfen hat?»

«Wir machen gleich das Feedback», sagte er. «Ich muss mir mal schnell Hände waschen.»

Er verschwand auf der Toilette, dafür kam Sven jetzt in den Therapieraum.

«Du hast mich im Ernst an einen Handaufleger vermittelt?», fuhr ich ihn an.

«Er hat dich wirklich berührt?», fragte Sven. «Das macht er nur ganz selten.»

«Wow, heißt das, normalerweise macht er noch weniger?», sagte ich. «Das war die schwachsinnigste Therapie der gesamten Erdgeschichte.»

Ich sah, wie Björn sich im Bad die Hände abtrocknete, aber er kam nicht aus dem Toilettenvorraum heraus. Er rief: «Sven, ich muss mal kurz aufs Klo.»

«Okay», sagte Sven über seine Schulter hinweg und zu mir: «Björn hat schon vielen Patienten geholfen – ehrlich. Aber ich stelle dir das natürlich nicht in Rechnung.»

«Bitte nie wieder so einen Quatsch», sagte ich.

Ich hätte gern dem Handaufleger noch persönlich meine Meinung gesagt, aber er kam einfach nicht mehr von der Toilette zurück. Vielleicht urinierte er da bioenergetisch, ohne seine Hände zu benutzen. Oder er war vor meiner Kritik dorthin geflüchtet. Ich war jedenfalls froh, dieses Irrenhaus verlassen zu können, ja, ich freute mich auf die normalen Menschen bei der Wirbelsäulengymnastik am nächsten Abend.

Als ich in die Turnhalle kam, lief die Musik noch nicht, aber Gerhard tänzelte schon, lächelnd, voller Vorfreude. Heute waren außer ihm nur das Rentner-Ehepaar und ich da. Ulrike begrüßte uns lächelnd. Ich fragte sie: «Sollen wir das Programm eigentlich auch zu Hause üben?» Gerhard rief: «Ja, jeden Abend eine Stunde!» Die anderen lachten, Ulrike sagte: «Es wäre wünschenswert, aber einmal die Woche ist auch schon ganz gut.» Ich fragte mich, ob die Wirbelsäulengymnastik mir und den anderen auf diese Weise wirklich würde helfen können, schließlich machten wir nicht jedes Mal die gleichen Übungen. Das bedeutete, dass bestimmte Muskelgruppen vielleicht nur alle drei Wochen angespannt wurden – das konnte ja nicht besonders wirksam sein. Aber die Volkshochschule ist kein Ort des Ehrgeizes.

«Ich überlege, ob ich mir Notizen machen soll, um mir die Übungen merken zu können ...»

«Na, du wirst schon mit der Zeit rauskriegen, wie das hier läuft», sagte Ulrike und lächelte. «So, jetzt mache ich mal die Radaukiste an.» Sie fingerte die CD aus der Hülle mit der Aufschrift «Aerobic 10», und los ging's.

Anders als Ulrike es prophezeit hatte, lernte ich die Schrittfolgen nicht so leicht, schon wieder kam ich nicht mit. Ich schaute zu Gerhard, wie er vor- und zurückgroovte, im Takt und in richtiger Schrittfolge. Heute sang er sogar mit. «Baby, Baby ...!» Ich war kurz davor, im Takt «Scheiße, Scheiße» zu fluchen. Schon lange war ich mir nicht mehr so blöd vorgekommen, abgesehen von der vorherigen Stunde. Hatte ich vielleicht noch irgendwo Vorteile, weil ich jung und, wie ich gedacht hatte, fit war? Gerade sah es nicht danach aus. Ich schwitzte sogar mehr als die anderen. Schweiß tropfte vor mir auf den Boden, nur bei mir, vielleicht weil mein Auftreten hier nicht nur anstrengend, sondern mir auch peinlich war.

Zum Glück wurde der tänzerische Teil jetzt beendet. Ulrike dirigierte uns zu einer langen Holzbank an der Hallenwand. «So tun, als ob ihr euch setzen würdet – aber dann mit beiden Händen abstützen und den Po in der Luft halten.» Jetzt wölbte sich unter Gerhards T-Shirt ein Bauch, und er keuchte nach ein paar Minuten – das freute mich sehr. «Dödödödödöpp – that don't impress me much», kam es aus dem Ghettoblaster.

Überhaupt taten sich jetzt auch bei den anderen Defizite auf. Ulrike wollte, dass wir, auf dem Boden sitzend, unsere Fußspitzen anfassten. Klaus' Hände lagen knapp unterhalb seines Knies. «Vielleicht bis zu den Schnürsenkeln?», fragte Ulrike.

«Die sind sehr kurz heute.»

«Dann vielleicht bis zu den Sockenbündchen.»

Klaus streckte sich noch ein bisschen: «Okay, das geht ...»

Er lächelte verlegen. Endlich mal jemand anderes mit dem

Gesichtsausdruck außer mir. Dann war mal wieder Schluss für heute. In der kommenden Woche war es 38 Grad warm – war es nicht schöner und gesünder, schwimmen zu gehen? Auch und gerade für den Rücken? Ich weiß, ich hätte konsequenter sein müssen, aber ich ging nicht mehr zur Wirbelsäulengymnastik. Eine Mischung aus Hochsommer, Bequemlichkeit und dem Gefühl, dass sie mir ohnehin nicht weiterhelfen würde, hielt mich ab. Vielleicht werde ich später einmal wiederkommen, zum Tanzen im Gerhard-Style. Dann, wenn ich wirklich zu alt für jeden Club geworden bin.

Christiane Wilke, sie lehrt und forscht an der Sporthochschule Köln im Fachbereich «Bewegungsorientierte Präventions- und Rehabilitationswissenschaften», über *Wirbelsäulengymnastik*:

Mit chronischen Rückenschmerzen zur Wirbelsäulengymnastik zu gehen ist großer Sport! Wenn man mal ehrlich ist, ist das doch grottenlangweilig, und deshalb hören viele Menschen schnell wieder auf damit. Besser, man sucht sich etwas, das einem Spaß bringt. Unter trainingswissenschaftlichen Gesichtspunkten sagt man, dass man, wenn man Muskulatur aufbauen will, anfangs zwei- bis dreimal pro Woche trainieren sollte. Auf einem Level, das einen nicht überfordert. Wenn man das wirklich nur wegen seines Rückens macht und keinen Spaß daran hat, ist es später möglich, die Kraft zu erhalten, indem man nur einmal trainiert. Aber anfangs muss man mehr Zeit investieren, um einen Trainingseffekt zu bekommen.

15. Auf der Suche nach Wärme

Natürlich verfolgte ich gleichzeitig immer mehrere Wege, um meine Rückenschmerzen zu bekämpfen. Nahezu ständig experimentierte ich mit Wärme. Seitdem ich mir ganz zu Beginn meiner Rückengeschichte durch Sitzen auf einer Bierbank bei kühler Temperatur die schlimmsten Rückenschmerzen zugezogen hatte, wusste ich: Kälte verschlimmert meine Rückenprobleme. Musste Wärme dann nicht gut sein? Und tatsächlich lernte ich schnell, dass sie in der Physiotherapie gegen Rückenschmerzen eingesetzt wird.

Ich bin sicher, jeder kennt das, der jemals eine Physiotherapie gemacht hat. Zum Abschluss der Behandlung fragt der Therapeut: «Willst du Wärme?» Natürlich, wer will das nicht in diesen Zeiten, denkt man, wenn man das erste Mal gefragt wird. Doch spätestens beim folgenden «Wie lange?» geht einem auf, dass man etwas missverstanden hat. Es geht einfach nur um eine Wärmepackung, die einem auf den Rücken gelegt werden soll. Man murmelt in das Atemloch der Therapeutenpritsche die Anzahl der Minuten, die man noch zur Verfügung hat, um auf der Pritsche zu dämmern – und die Wärme wird danach ganz profan auf dem Rücken abgelegt. Ein Eierwecker wird gestellt, der genau dann klingelt, wenn man gerade selig eingeschlummert ist. Schlaftrunken steigt man in seine Klamotten, schafft es nicht, die Schuhe richtig zu binden. Dann fällt man mit zerknautschtem Gesicht – Handtuchabdruck auf der Backe – zwischen die wachen Menschen da draußen. Wenn man wieder zu sich kommt, merkt man: Der Rücken fühlt sich entspannter an, die Schmerzen haben nachgelassen.

Wärme fand ich umwerfend am Anfang. Leider kann man sie nicht mitnehmen aus der Physiotherapiepraxis, die Entspannung lässt sich auch nicht konservieren. Wärme zu Hause und unterwegs, das war mein nächstes Ziel.

Eines Tages fragte ich meine erste Physiotherapeutin, wie ich mehr Wärme in mein Leben bekommen könne. Sie empfahl mir eine Wärmesalbe. Ich ging in die Apotheke und sagte – man sollte mir zugute halten, dass ich gerade eine halbe Stunde auf einer Physiotherapeuten-Pritsche gedämmert hatte –, ich sagte also zu dem vollbärtigen Apotheker: «Ich hätte gerne eine Salbe, die heiß macht.» Er blickte mich entsetzt an. Erst später fiel mir auf, dass man das auch anders hatte verstehen können. «Eine Salbe gegen Verspannungen», sagte ich, als ich merkte, dass er nicht sicher war, was ich wollte. Jetzt nickte der Apotheker und gab mir «Finalgon extra stark» – eine Salbe, die, wie ich erfahren musste, extrem heiß macht. Ich schmierte sie mir auf den Rücken. Dann wollte ich bei der Arbeit Salbe nachlegen. Ich ging zur Toilette, zog mein T-Shirt aus und rieb mich ein. Als ich damit fertig war, hatte ich eine blöde Idee: Wo ich schon mal hier bin, dachte ich, kann ich ja auch noch Wasser lassen. Danach ging ich in Richtung Schreibtisch. Ich kam nicht weit. In meinem Schritt wurde es glühend heiß. Ich rannte zurück, riss Papierhandtücher aus dem Behälter, machte sie nass, jagte Seife aus dem Seifenspender. Stimmen im Flur. Ich schaffte es gerade noch in die Kabine. Mit den von Wasser und Seife zerfaserten Papierhandtüchern versuchte ich «Finalgon extra stark» dort wegzubekommen, wo es nicht hingehörte. Draußen unterhielten sich zwei Kollegen, an Tüchernachschub war nicht zu denken. Ich entfernte die Salbenreste notdürftig. Heiß blieb es trotzdem. Am Schreibtisch merkte ich, dass mein Rücken nicht mehr wehtat.

Das war die Geschichte einer Ablenkung vom Rückenschmerz durch noch größeren Schmerz. Mir war klar, dass es wahrscheinlich auch helfen würde, mir mit dem Hammer auf den Finger zu hauen, um zeitweise nichts mehr von meinen Rückenschmerzen zu spüren. Trotzdem fand ich diese Möglichkeit nicht sehr erstrebenswert. Die Wärmesalbe benutzte ich weiter. Vor allem vor dem Joggen schmierte ich sie mir auf den unteren Rücken – ich spürte dann keine Schmerzen. Aber war das nur Ablenkung durch heftiges Hautbrennen? Auch nach dem Duschen leuchteten die eingeriebenen Stellen noch stundenlang feuerrot. Ich fürchtete Hautschädigungen und suchte nach wenigen Wochen nach einer anderen Lösung.

Ich fing an, mir Pullis um die Hüfte zu binden, wenn ich irgendwo saß. Eine Freundin sah das – und nähte mir meinen ersten Nierengurt, aus roter Baumwolle, gefüttert mit einem watteartigen Vliesstoff. Ob sie das auch getan hätte, wenn sie gewusst hätte, dass ich in der Folge davon abhängig werden würde? Ich stieg, der erste Gurt war sehr schön, aber nicht tailliert, bald auf schwarze Angoragurte um. Ich trug einen zum Skilaufen, aber auch im Sommer in Südspanien und selbst in Afrika direkt am Äquator. Für Wassersport suchte ich lange nach einem Gurt aus Neopren – endlich fand ich einen in einem Kaufhaus. Er wurde irreführenderweise als «Bauch-weg-Gurt» vermarktet. Aber er hielt mich warm, ob beim Schwimmen, Schnorcheln oder Kanufahren. Menschen, die mich mit Nierengurt sahen, fragten, ob ich spinne oder Motorrad fahre (was aus gesundheitlicher Sicht auf dasselbe rausläuft). Ich ging dazu über, einfach «Ja» zu sagen – meine Erklärungen von rationaler Rückenschmerzprophylaxe oder -behandlung wurden ohnehin nicht ernst genommen. Man hat es nicht leicht, wenn man Rücken hat und gewillt ist, alles dagegen zu tun.

In der Behandlung akuter Rückenschmerzen hatte der Nierengurt jedoch Schwächen – zu wenig Power, zu wenig Wärme. Ich suchte nach etwas zwischen «Finalgon extra stark» und Angora – und entdeckte Wärmepflaster für mich. Die einfachen werden in Chiliextrakten getränkt, man klebt sie auf die Haut, und nach 30 Minuten beginnt es, langsam zu brennen. Es kann allerdings sein, dass man zwischenzeitlich mal in die Küche rennt und nachschaut, ob da versehentlich ein Beutel Gewürze auf die Herdplatte gefallen ist. Denn diese Pflaster sondern einen seltsam scharfen Geruch aus. Er ist nicht direkt unangenehm, am besten zu beschreiben als eine Mischung aus Hansaplast und Thai-Chili. Leider geht der Odem aber auch auf darüberliegende Klamotten über. Außerdem hinterlassen die Pflaster Spuren auf der Haut. Zuerst entstand ein feuerroter Fleck mit Punktmuster – mit weißen Punkten, wo die Haut nicht mit Chili in Berührung kam. Nach extensiver Anwendung schälte sich meine Haut am Rücken. Wärmepflaster waren also auch nicht die Lösung.

In einer Apotheke sah ich dann den neuesten Schrei der Wärmebehandlung: «Tiefenwärme». «Das wirkt nicht so oberflächlich wie Wärmepflaster», sagte die Apothekerin. Ich schlug also zu, obwohl zwei Umschläge (jeweils zum einmaligen Gebrauch) 9,90 Euro kosteten. In dem Pappkarton befanden sich zwei vakuumverschlossene Alubeutel. Ich riss einen auf und zog den weißen Inhalt heraus. Es war ein Nierengurt aus Zellstoff, vorne Klettverschluss, hinten Verdickungen, die schwarz schimmerten, als ob dort kleine Stücke Kohle eingearbeitet waren. Ich legte mir den Gurt um. Nach 20 Minuten hatte sich das Rückenteil etwas erwärmt, nach einer halben Stunde war es heiß – und das blieb es für die nächsten acht Stunden. Einmal riss ich einen Beutel auf, dann überlegte ich mir, dass ich doch noch Sport treiben (und ihn nicht vollschwitzen) wollte. Als ich zwei Stunden später nach Hause kam, fand ich den Gurt vor sich hin glühend. Im Gegensatz zum Wärmepflaster, dessen Hitze sich erst mit dem Körperkontakt entwickelt, war es die Reaktion mit der Luft, die den Gurt aufheizte.

Es war wirklich eine angenehme Wärme, nur der Preis verhinderte, dass ich zum Daueruser wurde – und die Sache, die eines Tages in einem ICE passierte. Als Prophylaxe hatte ich mir angewöhnt, vor langen Zugfahrten einen Wärmegurt anzulegen. In Göttingen setzte sich eine hübsche Studentin neben mich, wir kamen ins Gespräch. Sie schrieb gerade ihre Masterarbeit in Soziologie. Es machte Spaß, sich mit ihr zu unterhalten. Bei Kassel zog ich meinen Pulli aus, dabei rutschte mein T-Shirt nach oben, für einen Moment blitzte an Bauch und Rücken mein Wärmegurt auf. Schnell zog ich mein T-Shirt wieder herunter – aber meine Gesprächspartnerin war danach wie ausgewechselt. Sie sah mich nicht mehr an, sie vertiefte sich in ihre Kopien aus dem Luhmann-Seminar, sie antwortete einsilbig. Ich führte das auf den kurzen Auftritt meines Wärmegurts zurück – er sonderte einen leichten Essiggeruch aus. Außerdem will ich nicht ausschließen, dass sie ihn für eine Windel gehalten hat. Und ein Anfang Dreißigjähriger mit Windel, das war nun wirklich alles andere als sexy. Aber was hätte ich sagen sollen? «Äh, übrigens, ich trage keine Windeln, das ist nur ein Wärmegurt, eine rein prophylaktische Maßnahme gegen Rückenschmerzen?» Nein, das hätte auch nicht viel besser geklungen. Ich schämte mich bis Frankfurt, dann stieg ich aus und verfluchte meinen Rücken.

Die Wärmewende kam, als ich meinen Freund Markus besuchte. Er hatte im fortgeschrittenen Alter wieder angefangen, Tischtennis zu spielen, mit großem Ehrgeiz. Allerdings unterlag er eines Tages einer 78-jährigen Frau. Danach hatte er sein Training so stark intensiviert, dass er sich die Schulter gezerrt hatte. Als ich ihn besuchte, sah ich, wie er, kurz bevor er ins Bett gehen wollte, die Tür der Mikrowelle öffnete und einen seltsamen braunen Klumpen hineinwarf.

«Was ist das?», fragte ich.

«Eine Fangopackung – hab ich für fünf Euro im Plus gekauft», sagte Markus.

Er ist bekannt dafür, dass er immer überall die besten Sachen am billigsten kauft – ich war mal wieder erstaunt über ihn. Fango, das war für mich ein geheimnisvolles, rückengroßes Etwas gewesen, das Physiotherapeuten heiß und schwarz aus irgendwelchen Hinterzimmern nahmen – aber nichts, was man zu Hause haben konnte.

«Pling!», die Mikrowelle war fertig. Markus öffnete die Tür und reichte mir eine weiche, heiße Masse – in Plastik eingeschweißte Moorerde.

«Gibt es das noch?»

«Das war ein Angebot für eine Woche – aber schon mal was vom Internet gehört?»

Tatsächlich fand ich die Moorkompressen in verschiedenen Größen im Netz – ich bestellte mir gleich vier. Markus hatte mich gewarnt, dass sie nur eine begrenzte Haltbarkeit haben würden. Ich orderte Packungen, die viermal so groß waren wie seine – bei mir lag ja weit mehr im Argen als die Schulter.

Als das Paket ankam, suppte es unten durch. Eine der Kompressen war undicht – ein kleiner Vorgeschmack auf das, was mich noch erwarten würde. Aber mit den restlichen Fangopackungen wurde ich erst mal glücklich. Es kostete mich zwar jedes Mal Mühe, sie zu erwärmen – ich musste sie falten und zeltartig in der Mikrowelle aufstellen. Aber das angenehme Gefühl, mich beim Zubettgehen auf die Moorkompresse legen zu können, wog alles auf.

Nur auf Reisen wurde es schwierig, weil ich keine Mikrowelle mitnehmen konnte – ich benutze öffentliche Verkehrsmittel, Autofahren ist nicht gut für meinen Rücken, gar nicht! Ich musste jetzt also den Hotelservice beanspruchen, wenn es einen gab. Aber eigentlich war es mir lieber, es gab keinen. In einem Mehrsternehaus rief ich die Rezeption an: «Haben Sie eine Mikrowelle?»

«Woran fehlt es Ihnen?»

«Also, ich habe Rückenschmerzen und eine Fangopackung dabei, die ich heiß machen müsste ...»

«Ich schicke Ihnen jemand hoch.»

Ich hätte mich lieber selbst darum gekümmert, zu einem Zeitpunkt, zu dem ich nicht, wie jetzt gerade, in Unterhosen zwischen zwei Stühlen Dehnübungen machte. Als es klopfte, hatte ich mir gerade ein Langarmshirt überziehen und die Fangopackung aus dem Koffer kramen können. Ich humpelte zur Tür – es war gerade mal wieder schlimm –, öffnete sie einen Spalt. Vor mir stand eine blonde Frau Mitte 20.

«Tja, Ihre Kollegin meinte, Sie könnten das hier warm machen», sagte ich und übergab ihr den Karton mit der Fangopackung. Dort hatte ich sie eigens reingepackt, damit sie etwas ansehnlicher wirkte. Denn Fangopackungen sehen, zumindest für Menschen, die mit dem Anblick nicht vertraut sind, unappetitlich aus, in etwa wie – Verzeihung – vakuumverpackte Scheiße.

«Ich mache sie gerne heiß, aber wie?», fragte die junge Dame.

«Fünf Minuten in der Mikrowelle, höchste Stufe», sagte ich. Ich wusste ja nicht, dass sie in Hotels viel stärkere Mikrowellen haben als die, die an normale Haushalte verkauft werden.

Circa zehn Minuten später klopfte es an der Tür. Da stand die Hotelangestellte wieder mit dem Karton in und einem großen Pflaster auf der Hand. «Vorsicht, extrem heiß», sagte sie.

Schon die Außenwand des Kartons war verflucht heiß. «O Gott, haben Sie sich verbrannt?», fragte ich. Sie lächelte gequält. «Nicht schlimm.» Die armen Hotelangestellten müssen selbst freundlich sein, wenn sie malträtiert werden. Das war mir sehr peinlich.

«Es tut mir sehr leid», konnte ich noch sagen und für einen Moment mitfühlend lächeln – dann war mein eigener Schmerz stärker. «Ruhige Nacht», rief ich und warf die Zimmertür zu. Meine Hand fühlte sich gerade so an, als ob sich kochendes, brodelndes Moor durch den Pappkarton fressen würde. Diese Hotelmikrowelle musste eine Höllenmaschine mit der x-fachen Leistung eines herkömmlichen Gerätes sein. Ich warf die Fangopackung ins Waschbecken – zum Glück war die Plastikhülle unversehrt. Mit kaltem Wasser kühlte ich sie auf eine Temperatur herunter, die mir angenehm erschien. Dann ging ich mit ihr ins Bett.

Mir war es lieber, in kleineren Hotels zu nächtigen. Dort konnte ich mich selbst um meine Fango kümmern und musste nicht das Personal behelligen. Einmal klopfte ich samstagnachts an die Tür einer Hotelküche. Es empfing mich der Chef des Hotels, der gerade in einer Bullenhitze Fritten für Bargäste zubereitete. «Um die Zeit will ja sonst niemand arbeiten», grummelte er. Er kümmerte sich gut um meine Fangopackung. Allerdings erlebte ich in einem kleinen Hotel auch meine Peinlichkeitskatastrophe.

Es war kurz nach zwölf Uhr in der Nacht, als ich mit meiner Fangopackung vor dem Nachtportier stand. Ich erklärte ihm die Sachlage. «Gehen Sie einfach dort rechts rein ins Restaurant», sagte er. «Hinter der Theke rechts ist die Küche, da steht eine Mikrowelle.» Zuerst fand ich es sehr nett, dass mir der Nachtportier so vertraute. Dann allerdings stand ich in der dunklen Hotelküche und fand den Lichtschalter nicht. Es schepperte, ich war gegen eine große Metallschüssel gestoßen. Ich verharrte ruhig, wartend, ob der Nachtportier nicht aufgeschreckt in der Tür auftauchen würde. Aber er kam nicht. Schließlich fand ich einen Lichtschalter an einer Dunstabzugshaube. Die Mikrowelle stand auf einem Metallregal. Sie war klein, im Innenraum gab es keinen Drehteller. Nach der heißen Erfahrung mit Hotelmikrowellen vorsichtig geworden, garte ich die Fangopackung erst mal für zwei Minuten bei mittlerer Hitze. Das Gebläse tönte, ich schaute mich um. Die Fritteuse, der Herd, die Arbeitsplatte – alles war blankgewischt, aber ziemlich in die Jahre gekommen. Ranziger Fettgeruch hing in der Luft. Dem Chef dieses Hotels wäre es bestimmt nicht recht gewesen, dass ich hier einen Blick hinter die Kulissen warf. Auch im Sinne der Hygiene war es nicht unbedingt, denn ich hätte hier theoretisch in Bottiche pinkeln oder in Frittenfett baden können. Ich konnte mich jedoch gerade noch zurückhalten. «Bing!», meine Fango war fertig. Aber noch nicht warm, also noch mal zwei Minuten. Man könnte auch einwenden, dass es nicht besonders hygienisch war, dass ich hier meine Fangopackung erwärmte, doch mein Rücken ließ mir keine Wahl. Als ich zum Aufzug ging, hörte ich aus der Bar im Keller Live-Musik und Gelächter. Der Spaß der Gesunden. Ich dagegen bedankte mich beim Nachtportier für den Eintritt zur Hotelküche und machte mich auf in Richtung Bett mit meiner heißen Fangopackung.

Die unangenehme Überraschung folgte am nächsten Morgen. Ich spürte etwas Nasses an meiner Hand, tastete nach der Fangopackung. Ich entdeckte ein kleines Leck an der rechten Seite, knipste die Nachttischlampe an. Braune Flecken waren auf meinem Schlafhemd verteilt und – schlimmer noch – auch auf dem weißen Bettlaken, natürlich genau auf halber Höhe zwischen Kopf- und Fußende der Matratze. Es sah aus, als ob hier jemand seine Verdauung nicht im Griff gehabt hätte. Wie hätte ich das erklären sollen? Wer hätte die Geschichte einer leckgeschlagenen Fangopackung geglaubt? Ich hätte den Nachportier mit ins Verderben gezogen. Es gab nur eine Möglichkeit: schnell auschecken und ohne Frühstück abhauen, bevor der Zimmerservice Alarm schlagen würde. Ich deckte die Bettdecke über die inkriminierende Stelle, packte meinen Koffer und floh. Das Hotel hat sich jedenfalls nicht mehr bei mir gemeldet – und ich werde dort garantiert auch nicht mehr einchecken, trotz des netten Nachtportiers.

> **Professor Bernd Kladny, Präsident der Deutschen Gesellschaft für Orthopädie und Orthopädische Chirurgie und Chefarzt für Orthopädie an der Fachklinik Herzogenaurach, über *Wärmebehandlung*:**
> Wärme verstärkt die Durchblutung eines Areals, das wiederum verbessert den Stoffwechsel. Sie wirkt außerdem entspannend. Deshalb kann Wärme gegen Rückenschmerzen helfen. Es gibt aber keine Studie,

die nachweist, dass sie nachhaltig wirkt. In der Nationalen Versorgungsleitlinie Kreuzschmerz hat man sich deshalb so ausgedrückt: «Wärme kann angewendet werden, wenn es dem Patienten guttut. Sie sollte aber nicht unbedingt verordnet werden.» Man kann sie eben auch selbst sehr gut anwenden, als Wärmeflasche oder Wärmepackung.

16. Spezielle Muskeln

Es war Hochsommer, ich lag am Badesee und grübelte. Schwimmen, das sollte doch so gut sein für den Rücken, außer Brustschwimmen – leider der einzige Stil, den ich beherrschte. Trotzdem hatte ich vom Schwimmen noch nie Schmerzen bekommen, ja, es tat mir immer gut, mich zu bewegen. Das interpretierte ich so, dass meine Schmerzen entweder durch meine Muskulatur verursacht sein mussten oder zumindest maßgeblich von ihr beeinflusst wurden. Andererseits kräftigte ich die Muskulatur aber schon seit Jahren, ohne dass sich an meinen zeitweisen Schüben von Rückenschmerzen etwas geändert hatte.

Ich blätterte in einer Zeitschrift, mal wieder eine mit dem Schwerpunkt «Rückenschmerz» – und sah plötzlich eine Frau, die in eine Apparatur eingespannt war, die so futuristisch aussah, als ob man sie damit mindestens in eine andere Galaxie beamen könnte. Im Begleittext wurde erklärt, dass man mit dieser Maschine messen könne, wie gut die Rückenmuskeln zusammenarbeiten und welche von ihnen nicht richtig funktionieren. Problem: Das Gerät stand an der Uniklinik in Jena und wurde nur für medizinische Studien verwendet. Es kostete mich einige Überredungskunst, bis sich der Leiter der Studie dazu bereit erklärte, meine Rückenmuskulatur zu vermessen.

Grau lagen die Gebäude der Uniklinik Jena da an einem Spätsommertag. Hier und da bröckelnder Putz, es wirkte von außen nicht, als ob der Aufbau Ost hier schon angekommen war. In der Alten Chirurgie empfing mich Christoph Anders in einem Raum mit hohen Decken. Er ging auf der gesamten Breite in einen Erker mit Fensterscheiben über, die so hoch waren wie in einer Kirche – eine Kathedrale der Kraft. In einer Ecke stand kein Beichtstuhl für Menschen mit schlechter Rückenmuskulatur, sondern das Gerät, das auch live so aussah wie ein Phantasiegerät aus einem Science-Fiction-Film. «Das ist der Centaur», sagte Christoph Anders, er musterte mich mit wachen Augen durch seine goldberandete Nickelbrille. Von vorne betrachtet und mit den Schulterbügeln nach oben geklappt, wirkte der Centaur eher wie ein überdimensioniertes Häschen, das mich mit offenen Armen erwartete.

Allerdings, so weit war es noch nicht. «Erst muss ich Sie verkabeln», sagte Anders. Ich zog mein T-Shirt aus. Anders klebte Pflaster mit integrierten Elektroden auf meine Haut: zwei aufs Brustbein, jeweils zwei links und rechts des Bauchnabels, je zwei direkt über dem Hosenbund. Dann wendete ich ihm meinen Rücken zu. Auch dort verteilte er an sechs Stellen Elektroden, um verschiedene Rückenmuskeln vermessen zu können.

«So, und jetzt können wir rückwärts einparken», sagte Anders und grinste. Für mich hieß seine Anweisung: mich mit dem Hintern voran in das Gerät schieben. Dann fuhr Anders die Kastrationsmaschine an – jedenfalls sah sie so aus, denn von unten näherte sich, anscheinend von einem Elektromotor angetrieben, ein Keil meinem Schritt. «Was ...?!», rief ich. Anders lächelte und stoppte den Keil gerade noch rechtzeitig, bevor es schmerzhaft wurde. Dann klappte er auf Höhe meiner Hüfte von links und rechts gepolsterte Bügel zu. Auch die Oberschenkel wurden beiderseits mit solch einer Schranke fixiert. «Sitzt es schön stramm?», fragte Anders. «Spüren Sie den Puls schon in den Beinen?»

«Definitiv!», sagte ich.

«Und jetzt kümmere ich mich noch um Ihren Heiligenschein», sagte Anders. Genauer gesagt nahm er ihn mir ab. Denn er klappte den kreisrunden Bügel, der bis dahin meinen Kopf vom Hals bis über den Scheitel umgeben hatte, nach vorne, sodass er mich würde halten können, sollten meine Muskeln das nicht schaffen – ein Überrollbügel für Schwächlinge.

«Einmal sinnlos lachen», sagte Anders jetzt. Das fiel mir leicht angesichts der absurden Situation, halb nackt mit eingezwängtem Schritt in einem seltsamen Gerät zu stehen. «Sehr gut», sagte Anders. «Die meisten, die hierherkommen, können das nicht, dann versuche ich es mit ‹Husten, bitte›! Das schaffen sie dann.» Dieser Test zeigte ihm, ob über die Elektroden Signale in der Messeinheit ankamen. «Lachen ist gesund – nicht nur für die Psyche, sondern auch für den Rücken», sagte Anders und grinste. «Dabei werden nämlich alle Muskeln angespannt.»

Vor meinen Augen war auf dem Überrollbügel ein kleiner Bildschirm zu sehen. Darauf erschien jetzt ein Fadenkreuz und darauf wiederum ein kleiner Punkt – das war die Position meines Oberkörpers. «Was auch passiert», sagte Anders, «Sie versuchen den Punkt mit Ihrer Muskulatur im Zentrum des Fadenkreuzes zu halten. Jetzt geht's rund.»

Die Maschine drehte meinen Körper, als würde ich einen Salto vorwärts aus dem Stand machen – allerdings in Super-Zeitlupe. Die Schwerkraft wollte meinen Oberkörper nach unten ziehen. Ich musste den gesamten Rumpf anspannen, um nicht nach vorne zu kippen und um zu verhindern, mit dem Gesicht auf den Überrollbügel zu sinken. Ich spürte, wie meine Rückenmuskulatur zitterte. «Schön gerade halten», rief Anders. Ich hatte das Fadenkreuz im Blick, der Punkt vibrierte knapp unterhalb der Horizontalen, ich spannte die

Rückenmuskulatur an, jetzt war die Markierung knapp oberhalb. Mein Körper hing jetzt parallel zum Boden, ich prustete.

«Und weil es so schön war, noch mal eine Runde rückwärts», sagte Anders. Das bedeutete, dass die Salto-Vorwärts-Bewegung in der Horizontalen abgebrochen und ich jetzt nach hinten gekippt wurde – aus der waagerechten Position quasi ein Salto-Rückwärts in Super-Zeitlupe. Jetzt musste ich mein Gewicht mit der Bauchmuskulatur halten. Ich pumpte, hielt den Punkt aber weitgehend in der Mitte des Fadenkreuzes. «Jawohl, sehr gut!», feuerte Anders mich an. Dann stand ich wieder senkrecht auf dem Boden, konnte die Muskeln endlich wieder entspannen – und aussteigen. Anders entfernte die Polster, und ich ging den Schritt in die Freiheit.

Jetzt noch der zweite Test. Er drückte mir einen Stab aus Fiberglas, einen sogenannten Schwingstab, in die Hände. «Halten Sie den waagerecht vor den Körper – und dann so bewegen, dass er schwingt», sagte er. Ich tat, was mir gesagt wurde, Anders nahm über die Elektroden wieder die Signale meiner Muskeln auf.

In dem Moment klingelte es. «Oh, meine Frau, mit der bin ich jetzt verabredet.» Sie kam herein und wirkte nicht sehr begeistert, dass ihr Mann gerade noch mit einem verkabelten Typen zu Gange war. Sie setzte sich auf einen Stuhl in der Ecke und wartete.

Anders vertiefte sich in den Computer, um die Auswertung zu machen. Schließlich hielt er ein Schaubild mit verschiedenen Kurven in den Händen. «Sehen Sie hier im Centaur», sagte er, «als ich Sie nach vorne gekippt habe, hat Ihr rechter unterer Rückenmuskelteil nicht so richtig mitgespielt.» Er sei deutlich stärker angespannt als auf der linken Seite. «Bei der Rückkippung, also der Aktivierung der Bauchmuskeln, ist alles schick.» Allerdings ergab die Messung mit dem Schwingstab, dass meine Bauchmuskeln rhythmisch arbeiteten – was sie nicht sollten. Und die Rückenmuskulatur links und rechts arbeitete in einem verschobenen Rhythmus. «Sie haben vor allem ein Koordinationsproblem Ihrer Rumpfmuskulatur», sagte Anders.

Es sah ganz so aus, als wären diese modernen Maschinen für den gescheiterten Rücken-Ermittler so etwas wie die DNA-Analyse für den Kommissar: eine Technik, mit der längst als unlösbar deklarierte Fälle wieder aufgenommen werden konnten. Nicht die Muskelkraft also war mein Problem, sondern das Zusammenspiel der verschiedenen Muskeln. Ich bedankte mich bei Anders, bat seine Frau um Entschuldigung und machte mich auf gen Heimat.

Was sollte ich jetzt mit dieser Information anfangen? Erst mal brachte sie mir nichts – ich hatte zwei Tage später wieder Schmerzen. Natürlich war ich skeptisch, was die geistige Verfassung meines Physiotherapeuten anging, nachdem er mir diese Handauflege-Nummer vermittelt hatte. Aber was sollte ich machen – er war der Einzige, der mir verlässlich helfen konnte. Ich hatte Schmerzen.

Bei meinem ersten Besuch nach der Handauflege-Nummer merkte ich: Svens Hände funktionierten noch. Er gab sich dieses Mal richtig Mühe, überzog sogar die halbstündige Behandlungszeit um ein paar Minuten – und ich war schnell wieder versöhnt. Als ich gerade gehen wollte, kam der Handaufleger zur Tür herein. «Hallo», sagte er, lächelte mich an – und verschwand sogleich wieder auf der Toilette. Mehr als ein «Hallo», versehen mit einem motzigen Blick, bekam ich nicht hin als Entgegnung.

Viel wichtiger war aber, dass mein Physiotherapeut jetzt technisch aufgerüstet hatte. Sven hatte sich ein iPad angeschafft. Auf der Suche nach der Ursache meiner Schmerzen fragte ich, nachdem er aufgehört hatte, an mir herumzukneten: «Welcher Muskel ist jetzt verspannt?» Früher hatte Sven mir die für mich schlecht erinnerbaren lateinischen Namen genannt und sie mir auf kleine Zettel gekritzelt. Jetzt holte er das iPad und hielt mir das Display hin. Er besaß eine App, mit der man Muskeln darstellen und ausblenden konnte. Das heißt, er konnte mir Muskeln zeigen, die unter anderen Muskeln lagen. Das war faszinierend – zum ersten Mal sah ich, dass die tiefen Rückenmuskeln riesig waren. Ich verstand, warum es möglich war, die Muskeln mit Training zu stärken und trotzdem viele nicht mit zu kräftigen, weil sie einfach unter den anderen lagen und mit den Kraftmaschinen schwer zu erreichen waren. Und die Muskeln, die Sven mir früher auf die Zettel geschrieben hatte, gehörten alle zur Gruppe der tiefen Rückenmuskeln.

Während ich dort also durch Fingerwischen auf dem Display Muskeln auftauchen und verschwinden ließ, sagte Sven plötzlich: «Deine Schmerzen könnten auch von der Niere kommen – die liegt direkt hier drunter.» Er blendete einen Muskel aus – und da lag die Niere vor uns. Ich, normalerweise bei jedem hypochondrischen Gedanken mit Panik dabei, plädierte ausnahmsweise nicht dafür, den Notarzt zu rufen. «Der Schmerz fühlt sich aber so an, als ob dort ein Muskel verspannt wäre», sagte ich.

«Ja, aber die Beweglichkeit der Niere könnte eingeschränkt sein. Sie ist auch an Muskeln aufgehängt und kann Verspannungen hervorrufen – oder das Körperfeld der Niere kann gestört sein.»

Das mit der Aufhängung der Niere hörte sich für mich nach Unsinn an, die Körperfeldtheorie noch mehr.

«Vielleicht sollten wir doch noch mal die Elektrotherapie ...», sagt Sven.

Ich hatte das Gefühl, dass er mich unbedingt damit behandeln wollte, weil es ihm zu anstrengend wurde, seine Finger weiter in mich hineinzubohren. «Nein», sagte ich. «Ich glaube nicht an Körperfelder, lass uns weitermachen wie bisher.»

«Du bist aber auch skeptisch», sagte er und lächelte gequält.

> **Professor Bernd Kladny, Präsident der Deutschen Gesellschaft für Orthopädie und Orthopädische Chirurgie und Chefarzt für Orthopädie an der Fachklinik Herzogenaurach, über *innere Organe und Rückenschmerzen*:**
>
> Die Vizerale Osteopathie geht davon aus, dass Rückenschmerzen auch dadurch entstehen können, dass die Beweglichkeit der inneren Organe eingeschränkt ist. Demzufolge kann man eine Besserung erreichen, indem man beispielsweise die Leber oder die Niere mobilisiert. Für diese Theorie fehlt aber ebenso wie für den Behandlungserfolg der wissenschaftliche Nachweis. Meine persönliche Einschätzung: Wir springen, wir rennen – wenn bereits derart kleine Veränderungen der Beweglichkeit von inneren Organen dazu führen würden, dass der Mensch lahmgelegt werden könnte, dann hätten wir in der Evolutionsgeschichte nicht überlebt.

Nach meinem Besuch bei Sven ließ mich der Gedanke an meine tiefen Rückenmuskeln, die ich jetzt in ihrer ganzen Größe gesehen hatte, nicht mehr los. Funktionierten sie nicht richtig? Zu Hause in meiner Wohnung rief ich Christoph Anders an. «Haben Sie bei mir Defizite in der tiefen Rückenmuskulatur festgestellt?», fragte ich ihn.

«Die können wir von der Oberfläche aus leider nicht messen. Die sind schlicht zu weit entfernt, außerdem passiert näher an der Oberfläche natürlich auch immer was, was man messtechnisch nicht davon trennen kann.»

Ich sah meine neue Theorie schon in Rauch aufgehen, fragte aber dennoch: «Aber Sie sagten, ich habe ein Koordinationsproblem mit der Rückenmuskulatur – und diese Funktion erfüllen doch die tiefen Rückenmuskeln?»

«Ich habe die Aktivität des Musculus multifidus, des vielgespaltenen Muskels, gemessen – und zwar auf der Höhe des 4. bis 5. Lendenwirbels. Dort kann man den oberflächlichen Teil des eigentlich in der Tiefe, also direkt an der Wirbelsäule gelegenen Muskels messen. Man kann ihn deshalb stellvertretend für diese tiefen Anteile ansehen.»

Auch bei den Bauchmuskeln habe er die Muskelaktivität eines Muskels gemessen, der für die tiefe Muskulatur gestanden habe. «Sehr wahrscheinlich hängt Ihr Problem mit den tiefen Rücken- und Bauchmuskeln zusammen», sagte Anders.

Jetzt hatte ich wieder eine heiße Spur.

17. Die Hinterhof-Methode

Mir fiel ein, dass ich doch Mike kannte, den Diplom-Sportler, der einst mein Kieser-Training kritisiert hatte. Inzwischen trainierte er Balletttänzer. Er bereitete sie auf die Spielzeiten vor und stellte auch Reha-Programme zusammen, wenn sich jemand aus der Truppe verletzte. Ich hatte mich mit ihm auf einer Party unterhalten und das Gefühl gehabt, dass er alles über Muskeln wusste. Ich schrieb ihm eine Nachricht, und er bestellte mich für zwei Tage später, die Adresse lag an einer vielbefahrenen Straße.

Es war Nachmittag, grauer Himmel, ein paar Regentropfen lagen in der Luft. Ich passierte einen Neubau, der einen ganzen Block umfasste. Frischbezogene Eigentumswohnungen angelegt im mediterranen Stil. Im Keller hätte man sich ein schmuckes Fitnessstudio vorstellen können, aber die Hausnummer, zu der ich musste, lag nicht innerhalb des Komplexes. Ein Linienbus donnerte vorbei. An der Straße folgten Fünfziger-Jahre-Miethäuser, fünf Stockwerke, einst gelb gestrichen, jetzt ergraut. Neben einem Stahltor stand an der Wand die Hausnummer 65. Ich drückte gegen die Tür, die sich mit einem rostigen Quietschen öffnete. Ich stand in einem Durchgang zu einem Hinterhof, vor mir Garagentore, von denen braune Farbe blätterte. Keine Spur von einem Schild oder einer Leuchtreklame für ein Ballettstudio oder Ähnliches.

Plötzlich quietschte es hinter mir, ich drehte mich um, durch die Tür kam Mike, ganz in Schwarz, gebräuntes Gesicht. Ich hatte vergessen, wie muskulös er war. Er machte auf mich einen beinahe quadratischen Eindruck. «Na, Alter, wie isset?» Er streckte mir die Faust zum Gruß hin. Ich riss meine hoch und streckte sie ihm ebenfalls entgegen, unsere Fingerknöchel berührten sich in einem angedeuteten Schlag. Erst jetzt sah ich hinter ihm noch einen blonden Mann, etwas größer, etwas weniger breit als Mike, aber immer noch doppelt so breit wie ich. «Ich bin Thomas», sagte er und drückte mir fest die Hand.

Mike schloss eine Tür am Rand der Garagenfront auf. «Hereinspaziert in unser Gym», sagte er. Ich trat durch die Tür in einen Raum, der so groß wie drei Garagen war. Auf der rechten Seite lagen Gewichte, links war eine Fläche von zwei Garagen mit dicken, schwarzen Matten ausgelegt. Die Wand dahinter wurde von einem großen Spiegel abgeschlossen. Es roch nach Gummi. Hierauf passte wirklich die Bezeichnung «Mucki-Bude». Die Tür fiel hinter uns ins Schloss.

«Am besten zieh erst mal Schuhe, Jacke und Hose aus», sagte Mike.

Die Garage war nicht geheizt, aber ich gehorchte.

«Bitte geh mal ein paar Runden», sagte er.

«Also gehen kann ich gerade noch», antwortete ich.

«Ja, mach nur mal», sagte Mike. «Wir schauen uns das jetzt mal an – ich starte immer mit einer Ganganalyse.»

Ich, inzwischen in Shorts, ging auf und ab, während zwei Typen mir auf den Hintern glotzten. Mike schaute sehr kritisch, massierte sich mit der rechten Hand sein Kinn. Als ich Thomas auf der anderen Seite des Raums passierte, legte er den Kopf schief und visierte genau meine Hüfte. Als Uneingeweihter hätte man diese Szene in einem Hinterhof-Gym auch für ein Callboy-Casting halten können.

«Soll ich noch was ausziehen, damit ihr mich besser beurteilen könnt?», fragte ich.

«Nein, passt schon», sagte Mike und grinste. «Ich habe das Gefühl, du bist eher so ein Lambada-Typ ...»

Lambada, das war ein Achtziger-Jahre-Tanz mit ziemlich viel Unterleibskontakt – beim Callboy-Casting wäre das wohl ziemlich gut gewesen, aber für meinen Rücken?

«Willst du damit sagen, dass ich das Zeug zum Profitänzer habe?», fragte ich.

«Ich wollte damit sagen, dass du bei jedem Schritt deine Hüfte drehst.»

Thomas ergänzte: «Du verlängerst jeden Schritt weiter, als das gut ist, indem du die Hüfte nach vorne schiebst.»

«Außerdem sollte deine linke Schulter sich nach vorne drehen, wenn du das rechte Bein nach vorne setzt, Schulter und Hüfte sollten also gegeneinander rotieren. Bei dir aber bewegt sich die Schulter auf der gleichen Seite nach vorne wie dein Bein», sagte Mike.

Er ging los, um mir vorzumachen, wie ich ging. Er setzte sein Bein nach vorne und ließ seinen Arm parallel dazu mitschwingen. Das Ganze sah aus wie die Band Genesis im Video des Songs «I can't dance», also bescheuert, zumindest nicht so, wie ein normaler Mensch geht.

«Wenn du mit deiner Technik ganz normal den Arm mitschwingen würdest, bekämst du so viel Schwung, dass du hinfallen würdest», erklärte Mike. «Um das zu vermeiden, machst du den dritten Fehler – du schwingst die Arme nicht aus der Schulter, sondern bewegst nur die Ellbogen.» Er machte einen Gang vor, der einem Roboter glich, die Oberarme steif, die Unterarme bewegten sich mechanisch.

«Was du machst, ist ein sogenannter Passgang», sagte Mike. «Das gibt es im Kampfsport – und bei Menschen mit neuronalen Störungen.»

«Vielen Dank, ich bin also zu blöd zum Gehen – aber was soll das mit meinen Rückenschmerzen zu tun haben?»

Mike erklärte es mir. Um den Schwung von Arm und Bein auf derselben Seite auszugleichen, müssten meine Rückenmuskeln sehr stark dagegenhalten – und verspannten. Im Gym war zu wenig Platz für eine genauere Analyse meines Ganges. «Lass uns nach draußen gehen», sagte Mike.

Inzwischen fiel feiner Nieselregen auf den Asphalt des Innenhofs. «So, jetzt mal hier auf und ab gehen», sagte Mike.

Ich ging auf und ab zwischen den Garagen und dem Mietshaus.

«Schwing deine Arme», rief Mike.

Ich ging – und merkte, dass mein rechter Arm parallel mit dem rechten Bein schwang, also wieder genau falsch! Mike lachte, und Thomas filmte das Schauspiel mit seinem Handy. Wahnsinn, so was hatten sie wohl noch nicht gesehen. Nach zweimal Auf-und-Abgehen kam ich endlich in den richtigen Arm-Bein-Rhythmus.

«Jawohl!», rief Mike über den Hof. «Und jetzt mit der Bauchmuskulatur die Hüfte festhalten.»

Ich spannte den Bauch an: Es funktionierte. Allerdings schien mir auch das keine normale Gangart zu sein. Zumindest war mir bislang auf der Straße niemand aufgefallen, der beim Gehen die Arme schwang wie ein Kind im Schulsport beim Hopserlauf und gleichzeitig seinen Bauch einzog, als wolle er bei einem Schlankheitswettbewerb gewinnen. Aber Mike war zufrieden – fürs Erste.

Denn er schickte gleich das nächste Trainingsziel hinterher. «Und jetzt bitte den Po anspannen – und zwar auf der Seite, die während des Schritts hinten ist.» Das konnte ich erst einmal überhaupt nicht. Mike ging deshalb neben mir her: Jedes Mal, wenn ich den Po anspannen sollte, haute er mir mit der flachen Hand auf den Hintern. Das ging zwei Minuten so, dann kam natürlich eine Frau aus dem Mietshaus in den Hof. Sie sah uns entgeistert an und ging schnell weg – wir grinsten. Ich bekam als Hausaufgabe, in der gelernten Art zu gehen. «Zumindest wenn dich niemand sieht», sagte Mike. Dieser Zusatz wäre nicht nötig gewesen.

Wir gingen wieder in den Kraftraum. Ich sollte mich mit dem Rücken auf die Matte legen, Übung: Schultern und Fersen auf den Boden, Hintern hoch. «Richtig hoch mit der Kiste!», mein Personal-Trainer lächelte und schnippte mit dem Fingernagel gegen meinen Hintern, so als ob er einen Krümel von einem Tisch schießen wollte. Ich stellte mir vor, wie ich genauso wegfliegen würde, weil seine Zeigefinger-Kraft größer war als die meines ganzen Körpers – ja, wahrscheinlich blieb ich wirklich nur am Boden, weil ich die Muskeln meines gesamten Körpers jetzt voll anspannte. Ich drückte die Kiste also weiter hoch.

«Stell dir vor, du hättest ein Zwei-Euro-Stück zwischen den Pobacken, und direkt unter dir läge mein Portemonnaie – so wirst du arm, hä, hä!», rief er. «Also versuch Nüsse zu knacken mit dem Hintern.»

Geld und Nüsse, mit beidem kannte ich mich nicht wirklich aus, außerdem hatte mein Hintern bessere Dinge zu tun, zum Beispiel gemütlich auf dem Sofa zu sitzen. Aber was sollte ich machen? Ich hatte ihn für eine Stunde in die Hände dieses Folterknechts gegeben. «Fünf», zählte er jetzt laut, obwohl ich mindestens schon zehn Wiederholungen gemacht hatte.

«Das waren mindestens schon zehn!», prustete ich.

Er lachte nur und zählte weiter: «Sechs ...»

Die wollten mich fertigmachen!

Nach dreimal zwölf Wiederholungen war zum Glück Schluss. Hausaufgabe: Richtig gehen und die Po-Portemonnaie-Nummer. Ich probierte beides in unbeobachteten Augenblicken. Eine Woche später betrat ich wieder den Kraftraum.

«Hey, deine Haltung gefällt mir schon viel besser», rief Mike. «Weißt du, ich gucke immer nach Titten, und da sehe ich jetzt was bei dir im Gegensatz zum letzten Mal.»

Anscheinend hatte ich im Angesicht meines Personal-Trainers eine geradere Körperhaltung eingenommen als zuvor und die Brust weiter rausgestreckt. «Noch nicht mal während der Therapie von Rückenschmerzen ist man vor sexistischen Sprüchen sicher», sagte ich.

Mike grinste und zeigte auf ein quadratisches, hüfthohes Polster. «Leg dich mal da drauf mit dem Oberkörper, Beine bleiben auf dem Boden», sagte er. «Und jetzt schön die Hüfte hoch und runter.» Er lachte dreckig.

Ich sah mir im Spiegel zu, wie ich Kopulationsbewegungen mit einem schwarzen Würfel machte – unfassbar bescheuert. Mal wieder wünschte ich mir, dass das nie jemand zu sehen bekommen würde.

Aber das war letztlich nicht der Grund dafür, dass mich das Personal-Training nicht weiterbrachte. Nein, die Ganganalyse war zwar eine gute Sache, die mehr wichtige Impulse gab, meinen Gang und meine Haltung zu verbessern. Aber: Meine Rückenschmerzen rührten vom Sitzen her. So viel, dass es meine Schmerzen hätte verursachen können, ging ich gar nicht herum, und wenn, dann tat es meinem Rücken sogar gut. Dennoch hätte ich weitergemacht. Zur tiefen Muskulatur waren wir schließlich noch gar nicht vorgedrungen, und Mike hatte von einem ausgeklügelten Programm gesprochen, diese zu stärken, mit Übungen, die ich zu Hause hätte nachmachen können. Ich hatte mir sogar schon von meinem Bruder eine kugelförmige Hantel ausgeliehen, zwölf Kilo schwer, wie sie Mike in seinem Gym hatte («Auch nicht schwerer als eine normale Damenhandtasche»). Aber mein Personal-Training scheiterte daran, dass Mike ständig in Melbourne, London und Paris Balletttänzer trainierte. Monate wartete ich auf ihn. Er war einfach nie da, und das bedeutete leider das Ende meines unkonventionellen Versuchs mit dem Hinterhofkraftraum.

> **Christiane Wilke, sie lehrt und forscht an der Sporthochschule Köln im Fachbereich «Bewegungsorientierte Präventions- und Rehabilitationswissenschaften», über *Haltung*:**
>
> Man ist lange davon ausgegangen, dass Hohlrücken, Flachrücken und Rundrücken verschiedene Rückenprobleme verursachen. Heute ist man eher der Ansicht, dass jeder eine individuelle Haltung hat. Wenn sich jemand aus anatomischen Gründen nicht gerade hält, dann ist das eben so, dann hat sich das System darauf eingestellt. Natürlich begünstigen bestimmte Rückenformen bestimmte Probleme. Aber wenn man 30 Jahre lang mit einer Haltung herumgelaufen ist, ist die Frage, ob es sinnvoll ist, sie aufzubrechen. Falls die Ursache knöchern-anatomisch ist, kann man daran nichts ändern, sondern sollte die Muskulatur, die überbeansprucht wird, stärken. Wenn die Ursache muskulär bedingt ist, durch Sitzen, durch einseitige Sportarten, dann kann es sinnvoll sein, durch eine Bewegungsschulung eine Haltungsänderung anzustreben.

Es fällt uns schwer, unsere Haltung zu ändern, weil wir im Rumpf eine schlechtere Körperwahrnehmung haben – wir haben dort viel weniger Sensoren als in Armen und Beinen. Außerdem fehlt auch die optische Kontrolle, es sei denn, ich schaue in den Spiegel. So kann man Körperwahrnehmung auch trainieren. Indem man, auf einem Hocker sitzend, auf dem Boden oder an einer Wand liegend, das Becken in verschiedene Richtungen kippt und im Spiegel beobachtet, wie sich die Position der Wirbelsäule verändert. Welche Muskeln muss ich anspannen, damit meine Wirbelsäule sich aufrichtet oder auf dem Boden aufliegt? Es ist sehr schwierig, das alleine zu machen, dafür braucht man Anleitung. Ein Grund, warum Yoga so erfolgreich ist, ist, dass es diese Körperwahrnehmung schult. Wer seinen Körper wahrnehmen kann, kann viel besser auf Probleme, zum Beispiel im Rücken, reagieren.

18. «Leg dich endlich hin, du unbewegliches Schwein»

Auf dem Weg zu meiner ersten offiziellen Yogastunde war ich nervös wie vor einem Vorstellungsgespräch. Ich würde eine Welt betreten, von der ich nicht wusste, wie man sich in ihr benimmt. Ich wusste außerdem, dass ich als Anfänger ganz unten anfangen musste. Wie schlimm es um meine Fähigkeit bestellt war, neue Bewegungsabläufe zu lernen, war mir erst wieder bei der Wirbelsäulengymnastik aufgefallen.

Yoga hatte ich vor einiger Zeit privat schon mal probiert. Meine Mitbewohnerin hatte versucht, mir ein paar Grundübungen beizubringen. «Das hilft deinem Rücken garantiert», hatte sie gesagt. Die Übungseinheit half dann aber eher ihren Lachmuskeln, denn ich war wirklich sehr ungeschickt. Am Ende hatte sie sich auf dem Boden gekugelt, was mit Yoga nichts zu tun hatte. «Du bist wirklich der schlechteste Yogaschüler der Welt», hatte sie gesagt, ganz außer Atem vor Lachen. Wahrscheinlich haben sie in Indien eine eigene Vollidioten-Kaste für Bewegungslegastheniker wie mich.

«Schlechtester Yogaschüler der Welt», das hatte ich seitdem wie einen Ehrentitel getragen. In einer Zeit, in der es so aussah, als ob ALLE Menschen Yoga praktizierten, war es mir aber gar nicht so verkehrt erschienen, mich ein bisschen von der Masse zu unterscheiden. Das Thema Yoga war für mich erledigt gewesen. Bis ich – seit dem Hinterhoftraining war ein halbes Jahr vergangen – einen Bekannten traf, der gerade einen Aufbaustudiengang als Bewegungstherapeut absolvierte. Ich erzählte ihm von meinen Rückenschmerzen.

«Hast du schon mal Feldenkrais, Alexander-Technik, Tai Chi oder Yoga versucht?», fragte er.

«Nein», sagte ich.

«Also, das finde ich merkwürdig – das ist doch heute Standard in der Therapie.» Er schüttelte den Kopf.

Ich sagte: «Ich hielt all das für Abarten von Gymnastik – und Gymnastik habe ich schon gemacht.»

«Aber das ist etwas ganz anderes», sagte er. «Diese Körper- und Bewegungsschulen sind vielmehr darauf ausgerichtet, Körper und Geist in Einklang zu bringen.»

«Mmh, und das brauche ich, um meine Rückenschmerzen loszuwerden?»

«Gerade bei unspezifischen Schmerzen, wie du sie hast, gibt es eine enge Verknüpfung zwischen Psyche und Schmerz», sagte er. «Deshalb ist es sehr sinnvoll, Körper und Seele auszubalancieren. Außerdem wird dadurch die tiefe Rückenmuskulatur gestärkt und die Koordination verbessert.»

Darauf wusste ich nichts mehr zu entgegnen. Er hatte wohl recht. Als ich nach Hause kam, recherchierte ich im Internet. Die meisten Kurse liefen schon seit Wochen oder Monaten. Am nächsten Tag verabredete ich mich mit Swantje, die vor kurzem in Indien gewesen war – um ihre Yogatechnik zu verbessern. Ich wusste, dass sie fast täglich praktizierte.

«Ich muss mit Yoga anfangen», sagte ich.

«Du musst?»

«Mir wurde gerade klargemacht, dass es ein sehr erfolgversprechender Ansatz wäre, meine Rückenschmerzen loszuwerden.»

«Ich kann dir Ashtanga-Yoga empfehlen», sagte sie.

«Arsch-Tanga? Klingt super, ich bin dabei!», sagte ich. Immerhin war ich ja ein zertifizierter Lambada-Typ.

«Den Witz muss ich mir immer anhören – aber komm einfach mit, man kann jederzeit als Anfänger einsteigen.»

«Du bist Profi, ich bin der schlechteste Yoga-Schüler der Welt. Was sollen wir in einem Kurs?»

«Das Konzept ist ohnehin, dass alle dort auf unterschiedlichen Lern-Niveaus sind. Der Lehrer geht herum und leitet jeden individuell an.»

«Ich werde mir total blöd vorkommen, als Vollniete unter euch ...»

«Es ist sinnlos, sich mit anderen zu vergleichen. Du wirst ohnehin lernen, dich nur auf dich zu konzentrieren – manchmal sieht man dabei sogar ganz lustig aus.»

«Warum?»

«Es gibt Übungen, da schaut man auf die eigene Nasenspitze – probier's mal.»

Ich schaute durch die Brille auf meine Nase. Das funktionierte schon mal, vielleicht war ich doch nicht so schlecht. Allerdings ist meine Nase auch nicht gerade zierlich.

Ermutigt fragte ich: «Wann gehst du das nächste Mal zum Yoga?»

«Heute Abend.»

Eigentlich ging mir das viel zu schnell. Aber ich sah ein, dass ich es wohl nie mit Yoga probieren würde, wenn nicht jetzt. Ich war von einem Experten überzeugt worden, dass es eine gute Idee war, um meinem Schmerz beizukommen – und ich hatte jemanden, der mich mitnahm. Ich verabredete mich also mit Swantje vor dem Yoga-Studio.

Die Yoga-Schule war in einem schmucklosen Bau in einem Hinterhof untergebracht. Die Tür war verschlossen, ich wartete auf Swantje oder darauf, dass irgendjemand öffnen würde.

Dann kamen sie gleichzeitig: eine Frau mit ärmellosem Shirt, schwarze Haare zu einem Zopf zusammengeflochten, dunkler Teint – und Swantje mit wehendem Rock auf dem Fahrrad.

«I am Maria», sagte die Frau zu mir.

«I brought a friend», rief Swantje, während sie ihr Fahrrad befestigte.

Amtssprache war also Englisch. Ich erklärte, dass ich «beginner» sei und «really the worst one». Maria lächelte gelassen darüber hinweg mit der wahrscheinlich typisch aufrechten Körperhaltung einer Yoga-Lehrerin.

Wir gingen also hinein, ich zog die Schuhe aus, sie zeigte mir die Herrenumkleide. Ich schlüpfte in meine kurzen Sporthosen und ein Funktions-T-Shirt. Mir war schon klar, dass das nicht gerade die adäquate Yoga-Kleidung war, aber vielleicht gab es die für Männer auch gar nicht. Ein anderer Mann, Mitte 30, Nerdbrille, kam herein. Er zog ein ärmelloses T-Shirt an – und eine Bermudashorts mit Blumen in Pink. Ich sperrte meine Klamotten in den Spind. Mit der Wasserflasche in der Hand wollte ich gerade in den Trainingsraum, da sagte der Mann: «Kein Wasser mitnehmen.»

«Warum nicht?», fragte ich. Ich trinke sehr viel, und wenn ich kein Wasser in der Nähe habe, werde ich panisch.

«Das kühlt den Körper, und dann kann das Yoga nicht richtig wirken.»

«Ah», sagte ich und dachte: Was für ein Quatsch! Ich nahm einen großen Schluck aus der Flasche und sperrte sie in den Spind.

Im Yoga-Raum war es sehr heiß. Er war unter dem Dach, und die Sonne hatte wohl den ganzen Tag durch die Fenster geschienen. Obwohl ich zu früh für die Trainingseinheit war, lagen dort schon eine Frau und zwei Männer, beziehungsweise lagen dort Knoten von Menschen. Die Frau hatte gerade ihre Kniekehlen über ihre Schultern gelegt, genauer schaute ich nicht hin, man sollte, das wusste ich ja schon, mit den Gedanken bei sich bleiben. Alle drei lagen auf diesen flachen Yoga-Gummimatten, darunter war Parkett. Am hinteren Ende des Raums befand sich eine doppelflügelige, antike Holztür, wahrscheinlich eigens importiert aus Asien für dieses Gebäude, das vielleicht 30 Jahre alt war. Dahinter hingen die Gummimatten für diejenigen Menschen, die keine eigenen hatten, also Typen wie mich.

Ich holte mir eine Matte, legte sie auf einen freien Platz und wartete, bis Maria zu mir kam. Sie lächelte mich kurz an – dann machte sie mir einen Bewegungsablauf vor: beim Einatmen die Hände gen Decke. Wenn die oben angekommen waren, ihnen nachschauen, dann beim Ausatmen die Hände bei gestreckten Beinen auf den Boden legen – erster Teil des sogenannten Sonnengrußes. Den hatte meine Mitbewohnerin mir schon versucht beizubringen. Ich machte die Bewegung nach. Aber ich offenbarte wohl schon hier einige Schwächen. Jedenfalls korrigierte Maria meine Füße – «Die müssen parallel stehen» – und meine Kopfhaltung – «Nacken strecken und nach oben schauen».

Dann ging sie weiter und gab anderen Schülern Tipps bei ihren Körperknoten. Ich übte weiter für mich. Ich fand mich schon ziemlich gut, und ich fühlte mich auch schon entspannt. Wahrscheinlich machte mich alleine das bewusste Atmen ruhiger. Auch gegen meinen Durst fand ich eine Lösung – ich schwitzte so viel, dass ich den Schweiß (Elektrolytlösung), der mein Gesicht hinunterlief, direkt wieder aufnahm, indem ich die Unterlippe nach vorne schob.

Maria kam wieder zu mir. «And now ...» Sie zeigte mir, kaum

dass ich die vorigen verinnerlicht hatte, neue Bewegungsabläufe, um den Sonnengruß zu vervollständigen. Es wurde mir eigentlich ein bisschen zu viel, aber ich dachte: Okay, sie achtet darauf, dass ich mich weiterentwickle. Wenn ich mit den Händen am Boden war, sollte ich beim nächsten Einatmen mit den Füßen nach hinten wandern. Maria machte es einmal vor, aber leider begriff ich es nicht. Es war alles zu schnell gegangen. Aber Maria musste weiter zu den anderen Schülern.

Etwas verlassen stand ich auf meiner Matte. Ich blickte zu den anderen, die sich immer weiter verknäuelten. Keiner beachtete mich, jeder blieb bei sich. Eigentlich ganz angenehm, nur die Lehrerin könnte ein wenig mehr bei mir sein, dachte ich. Um nicht mit Nichtstun aufzufallen, machte ich die Übung, so weit ich sie konnte.

Dann kam Maria wieder. Gerade wollte sie ansetzen, mir den nächsten Ablauf beizubringen, da unterbrach ich sie: «Moment, ich kann die letzten Schritte noch nicht ...» Ihr Blick wirkte genervt, aber sie zwang sich zu einem Lächeln und machte es mir noch mal vor. «All the way down, release your head ...» Ich kannte das Verb «to release». In meiner Erinnerung bedeutete es «freisetzen». Den Kopf freisetzen? Das Gehirn? Den Schädel zertrümmern? Während ich darüber nachdachte, war sie schon wieder mit den Beinen nach hinten gewandert. Diesen Schritt hatte ich jetzt wieder verpasst, und außerdem war ich im falschen Atemrhythmus. «Entschuldigung, könntest du das bitte noch mal wiederholen?», fragte ich. «Du musst aufpassen!», sagte sie. «Du bist nicht präsent!»

«Doch», sagte ich, mit Verzweiflung in der Stimme. «Es war einfach zu viel auf einmal für mich ...»

«Wenn du präsent wärst, würde das funktionieren: Du musst hier sein, nirgendwoanders!»

«Okay», sagte ich kleinlaut. Ich begann, an mir selbst zu zweifeln. War es schon ein abschweifender Gedanke gewesen, dass ich in dem Moment, als sie die Übung vorgemacht hatte, gedacht hatte: Krass, wie muskulös ihre Oberarme sind?

Sie machte es noch mal vor. Ich sollte mitmachen, aber wenn ich den Kopf nach vorne schob, so, wie sie es sagte, konnte ich ihr nicht zuschauen. «Mit den Füßen nach hinten», sagte sie – aber wie? Ich tappte also elefantenmäßig rückwärts. Aber dann auch noch immer dieses Atmen, schon wieder war es nicht im richtigen Rhythmus. Mit verkrampftem Lächeln stand ich vor Maria – es war der Moment, in dem sie mich aufgab. «Okay, dann leg dich auf die Matte, Arme neben dem Körper, Hände nach oben gerichtet, und schließe die Augen», sagte sie. «Entspannung ist auch sehr wichtig.»

Ich durfte mich hinlegen, das freute mich, denn Hinlegen ist etwas, das ich kann. Allerdings fühlte ich mich wie ein Kind, dass ins Bett geschickt wird, wenn es interessant wird. Ich hörte Vögel zwitschern und eine S-Bahn vorbeirattern. Ich wusste, ich sollte eigentlich nichts denken, aber meine Situation erinnerte mich an eine Silvesterparty, auf der ich mit 19 gewesen war. Es war damals 23 Uhr, als mein Freund Thorsten mit seinem Wollpulli im Wohngemeinschafts-Weihnachtsbaum hängen blieb. Der Baum schwankte und fiel um – nicht zum ersten Mal an diesem Abend. Es ging nichts zu Bruch, Thorsten stellte ihn einfach wieder auf. Roland aber, der sich schon seit seiner Ankunft als Bewahrer des Schönen und Guten in der WG hervorgetan hatte, raunte ihm zu: «Leg dich endlich hin, du besoffenes Schwein.» Eine Stunde vor Mitternacht, an Silvester, nach zwei Bieren! Und genauso fühlte ich mich jetzt, auch wenn Thorsten sich damals, im Gegensatz zu mir heute, natürlich nicht hingelegt hatte. Nach einer Dreiviertelstunde und einem Drittel Sonnengruß auf die Matte geschickt worden zu sein – Maria hätte auch gleich sagen können: «Leg dich endlich hin, du unbewegliches Schwein», ich hätte mich nicht abgehängter gefühlt.

Allerdings wurden die Geräusche um mich herum interessanter. Das Stöhnen von gegenüber klang verdächtig nach Masturbation, das Röcheln links deutete auf einen baldigen Exitus hin. Aber ich durfte ja nicht gucken, ob mein Eindruck stimmte. Dann hörte ich die Tür auf und zu gehen, mehrmals. Als ich die Augen wieder öffnete, konnte ich sehen, dass der Mann gegenüber nichts Unanständiges machte, außer krass zu schwitzen – und Tote lagen auch nirgendwo. Genauer gesagt lag fast niemand mehr da. Alle außer Swantje neben mir waren gegangen, auch Maria war nicht mehr zu sehen.

Ich sah niemanden mehr, weder in der Umkleide noch an der Anmeldung. Ohne zu duschen, flüchtete ich – ich wollte direkt joggen gehen, um am Ende des Tages noch mehr gemacht zu haben, als herumzuliegen. Der Besuch im Yoga-Studio fühlte sich nach einer großen Niederlage an. Dabei ging es mir körperlich gut, nur ein Ziehen im hinteren Oberschenkel war geblieben, aber das fühlte sich nach starker Dehnung, also nicht schlecht, an. Und von meinen Rückenschmerzen spürte ich in jenem Moment gar nichts mehr.

Am nächsten Tag beschwerte ich mich bei Swantje über die schlechte Anfänger-Betreuung. Sie gab mir recht. «Das war didaktisch mies», sagte sie. Sie erzählte mir, dass sie mit der Yoga-Lehrerin gesprochen habe. Es tue ihr leid, dass sie die Geduld verloren habe. Das freute mich zwar, trotzdem wollte ich erst einmal in einem anderen Yoga-Studio mein Glück versuchen – hier sollte laut Webseite ein Anfängerkurs starten, freitagabends um Viertel vor acht. Ich war der Erste, der die Tür öffnete und seine Schuhe direkt hinter der Tür auszog. Claudia, die Inhaberin, Mitte 40, blond, Sport-Top, führte gerade eine neue Lehrerin ein. «Dieses Regal ist für die Schuhe der Kursteilnehmer bestimmt.» Sie schüttelte den Kopf. «Aber meistens stehen die Schuhe doch auf dem Boden, ich stelle sie dann rein und hoffe, dass es einen Lerneffekt gibt. Passiert aber nicht ...» In diesem Yoga-Studio sprach man also Deutsch. Sehr gut, ich würde alles verstehen, und eines hatte ich schon verstanden: Ich stellte meine Schuhe ins Regal.

Claudia führte mich sehr freundlich durch den Raum mit dem dunklen, geölten Parkett. Es roch dezent nach Duftlampen. Abendlicht fiel durch große Fenster auf die schon ausgebreiteten Gummimatten. Hinter einem Tüllvorhang gab es eine kleine Teeküche und zwei Umkleiden. Ich zog wieder eine von meinen Adidas-Hosen an. Ich weiß nicht, ob es daran lag, aber die zwei Frauen um die 30, die mich so vorfanden in der Teeküche, schauten mich nicht an. «Hallo», sagte ich zaghaft. «Hallo», kam es von einer zurück, den Blick behielt sie nach unten gerichtet. Irgendwie hatte ich mir diese Yoga-Menschen offener vorgestellt. Aber zumindest war die Lehrerin freundlich.

Claudia erwartete uns im Kursraum mit einem Lächeln. «Heute werde ich mit euch eine Reihe von Sonnengrüßen machen», sagte sie. Ich freute mich – die ersten zwei Bewegungen kannte ich also schon. Tatsächlich begann das Ganze wie beim Ashtanga – allerdings ging es hier schnell weiter zum nächsten Schritt, ohne dass ich mir irgendetwas einprägen konnte. Das Ganze war eher ein Vorturnen der Lehrerin, und wir drei Schüler machten das Programm nach. Angenehm war, dass ich ohne Übersetzungsprobleme verstand, was sie sagte –

das half mir allerdings noch nicht, an den richtigen Stellen ein- und auszuatmen.

Die Frauen neben mir vollführten die Bewegungen sehr graziös. Ich mit meinen kurzen Sporthosen, aus denen stachlige Ex-Fußballer-Beine rausschauten, purzelte über die Matte. Einmal stand Claudia von ihrer Matte auf, um meine Hände zu führen. Danach schmierte sie mir eine mentholhaltige Paste auf den Nacken. «Damit du dich besser entspannen kannst.» Es kühlte, und ja, das war entspannend.

Nach dem Unterricht unterhielt ich mich mit Claudia in der Teeküche, die anderen waren gegangen. «Ich konnte mir das alles nicht merken – was soll ich denn jetzt zu Hause üben?» – «Du solltest besser nicht zu Hause üben», sagte Claudia. «Es könnten sich sonst Fehler einschleichen.» Auf diese Weise werde ich nur leider schwer etwas erreichen können gegen meine Rückenschmerzen, dachte ich. Ich bin beruflich viel unterwegs, privat auch manchmal, besonders freitagabends. Wie soll ich mit Yoga etwas erreichen, wenn ich kein Programm habe, um es zu Hause zu üben? Mir erschien das Ganze ähnlich effektiv wie die Wirbelsäulengymnastik in der Volkshochschule.

Nächster Versuch: Im Internet fand ich die Ankündigung für einen Samstagkurs, vier Stunden «Yoga für den Rücken». Ich meldete mich an, um hier mein Rücken-Yoga-Programm für zu Hause zu lernen. Mal wieder ein Hinterhausgebäude, 20 Frauen zwischen 30 und 70 und ich. Wieder Vorturnen, dann Atemübungen. Vom tiefen Ventilieren wurde mir schwindlig. Wenn ich hier das Bewusstsein verliere, werde ich einfach reglos zwischen all den anderen liegen bleiben, und keiner würde es merken, dachte ich und atmete etwas flacher.

Die Dame neben mir, circa 60, war so entspannt, dass sie zu schnarchen begann.

Nach dem Kurs fragte ich, wie ich mir all die Rückenübungen hätte merken sollen. «Es ist klar, dass das nicht geht», sagte die Kursleiterin. Es blieb mir ein Rätsel, was der Kurs dann überhaupt hätte bringen können, denn der nächste seiner Art fand drei Monate später statt.

Das richtige Yoga-Studio für mich muss vielleicht erst noch erfunden werden. Inzwischen habe ich ein Buch: *Yoga für den Rücken*. Weiter als bis zum Sonnengruß bin ich nicht gekommen. Geheilt hat er mich nicht, aber mich im Einklang mit meinem Atem zu bewegen gibt mir ein gutes, entspanntes Körpergefühl. Ich will damit weitermachen.

Psychologe Holger Cramer über die Wirksamkeit von *Yoga* gegen Rückenschmerzen. Er forscht zum Thema an der Universität Essen und hat in einer Metaanalyse alle Studien zum Thema ausgewertet:

Hilft Yoga gegen chronische Rückenschmerzen?
Eindeutig. Ich habe zehn Studien zum Thema ausgewertet: Die Schmerzen der Teilnehmer haben sich durch Yoga deutlich verbessert – genauso wie die vorher vorhandenen Einschränkungen im Alltagsleben.

Bei wie viel Prozent der Patienten hat es sich positiv ausgewirkt?
Natürlich bewirkt Yoga keine Wunder. Aber zwei Drittel der Studienteilnehmer ging es nach dem Yoga besser. Interessant ist, dass sich Rückenschmerzen und

daraus resultierende Alltagseinschränkungen nicht nur kurzzeitig bessern, sondern auch noch ein Jahr nach Ende eines sechs- oder zwölfwöchigen Kurses.

Weil die Patienten nach dem Kurs alleine weiterpraktizieren?
Höchstwahrscheinlich liegt es daran. Zumindest bei Nackenschmerzen konnten wir zeigen, dass es entscheidend ist, dass man nach dem Kurs weiterführt, was man gelernt hat, um weiterhin von Yoga zu profitieren. Der Idealfall wäre, wenn man unter Supervision weitermacht, also mit einem Lehrer, der auch darauf achtet, dass man sich, gerade als Schmerzpatient, nicht übernimmt. Und dass man ein gutes Programm bekommt, das man zu Hause fortführen kann.

Wie sollte man anfangen als Rückenschmerzpatient?
Man sollte darauf achten, dass das Yogastudio darauf eingestellt ist, mit Rückenschmerzen umzugehen. Manche bieten eigene Klassen für diese Klientel an. Der Yoga-Lehrer sollte außerdem eine medizinische Ausbildung haben oder entsprechende Fortbildungen zur Betreuung von Schmerzpatienten absolviert haben. Als Patient sollte man dem Lehrer unbedingt sagen, dass man Rückenschmerzen hat oder hatte.

Es gibt sehr viele Arten von Yoga – welche ist zu empfehlen für Patienten mit Rückenschmerzen?
Die Studien deuten darauf hin, dass besonders die körperliche Aktivität wichtig ist, rein meditative Verfahren verbessern die Schmerzsymptomatik wohl nicht

so gut. Ob ein zusätzlicher meditativer Anteil nützlich ist, kann ich derzeit nicht beurteilen, dazu gibt es zu wenige Daten.

Es kursieren viele Yoga-Namen – können Sie Methoden nennen, vor denen man sich als Rückenschmerzpatient eher hüten sollte?
Man sollte Yoga-Arten vermeiden, bei denen der sportliche Ehrgeiz im Mittelpunkt steht. Also Power-Yoga und Bikram-Yoga würde ich Rückenschmerzpatienten nicht empfehlen.

Was ist von Ashtanga-Yoga zu halten?
Das Power-Yoga ist aus dem Ashtanga-Yoga entstanden. Es gibt keine Studien darüber, ob es hilft oder schadet. Als Patient würde ich es ausprobieren, um zu schauen, ob mein Rücken es mitmacht.

Was wäre eher geeignet?
Es gibt einige positive Studien zum Vini-Yoga und zum Iyengar-Yoga. Ansonsten gibt es eine sehr große Studie, wo nicht speziell eine Schule gelehrt wurde, sondern ein Yoga-Stil, der unter dem Begriff Hatha-Yoga zusammenzufassen ist.

Wie wirkt Yoga?
Es gibt drei Erklärungsansätze. Zum einen ist es sportliche Aktivität, das heißt, Muskeln werden gedehnt und gestärkt. Wie in der klassischen Rückenschule. Vielfach sind Rückenschmerzen muskulär bedingt, zum Beispiel bei Menschen, die viel am Computer sitzen.

Dagegen hilft Yoga direkt, indem es auf die Muskeln wirkt. Außerdem bietet Yoga auch Entspannung – die meisten Kurse enden mit einer Viertelstunde Meditation. Das bewirkt – über das Gehirn – eine Lockerung der Muskulatur. Drittens wird beim Yoga sehr großer Wert darauf gelegt, das Körperbewusstsein zu schulen. Patienten berichten häufig, dass sie dadurch im Alltag schneller merken, wenn sie zum Beispiel während der Arbeit zusammensacken und diese typische vorwärtsgebeugte Haltung einnehmen – und sie dann schnell korrigieren können.

Ist es schädlich, während des Yogas Wasser zu trinken?
Sehr betont wird beim Yoga, dass man sich auf den Körper konzentrieren soll, dass man die Übungen nicht runterreißen soll wie normale Sportübungen, sondern dass man sich dabei spürt. Wenn man ständig Wasser trinkt, verliert man seine Konzentration leichter. Aber ich würde auf keinen Fall verbieten, Wasser zu trinken, weil man gerade bei den sportlicheren Formen ins Schwitzen kommt und dehydrieren könnte.

Wie oft muss man praktizieren, damit Yoga gegen Rückenschmerzen helfen kann?
Es sollte mindestens einmal pro Woche sein. Besser wäre öfter, das muss gar kein langes Programm sein.

Kann Yoga schaden?
Alles, was helfen kann, kann auch schaden. Aber im Moment ist diese Diskussion um die Schäden durch Yoga übertrieben durch das Buch «The Science of

Yoga» von William J. Broad. Die Datenlage spricht eher dafür, dass es keine großen Schäden durch Yoga gibt. Von 76 Fällen wird in der wissenschaftlichen Literatur berichtet. Größtenteils waren die Nebenwirkungen sehr kurzfristig, wie etwa Muskelschmerzen. Es gibt auch einige schwerere Komplikationen, zum Beispiel Schlaganfälle. Allerdings meistens bei Patienten, die eine Vorerkrankung hatten und unvorsichtig waren. Ganz wichtig für jeden ist, sich nicht zu überfordern. Wenn man den Eindruck hat, dass der Yoga-Lehrer Dinge fordert, von denen man denkt, dass man sie gerade nicht kann oder will, dann ist man bei ihm falsch.

Welche Übungen sollte man als Rückenschmerzpatient meiden?
Alle Übungen, die eine sehr starke Beugung des Rückens nach hinten erfordern – und den Kopfstand. Wenn man ihn richtig ausführt, dann ruht das Gewicht zwar auf den Armen. Anfänger stehen aber meist wirklich auf dem Kopf, dadurch wird auch die Wirbelsäule am Hals gestaucht.

19. Opel Manta und Osteopathie

Ins Hinterhof-Gym und zum Yoga war ich gegangen, um meine tiefe Rückenmuskulatur zu stärken. Aber nachdem ich weder bei dem einen noch dem anderen weitergekommen war, verlor ich diese Spur vorerst wieder aus den Augen. Auf einer Party unterhielt ich mich mit einer Physiotherapeutin, die sich zur Osteopathin weiterbilden wollte. «Was ist das?», fragte ich. «Mit den Händen werden feinste Fehlstellungen des Skeletts, die Schmerzen verursachen, ertastet – und dann gerichtet», sagte sie.

Das Prinzip erschien mir plausibel, und wenn sogar seriös ausgebildete Physiotherapeuten davon schwärmten, bestand eventuell die Chance, dass es wirklich helfen könnte. Andererseits war mein Physiotherapeut Sven auch seriös ausgebildet und hatte mich mit seiner Theorienvielfalt verwirrt. Ich suchte also einen Kompromiss – einen Arzt, der gleichzeitig Osteopath war.

Die Praxis befand sich in bester Innenstadtlage, draußen lärmten Lastwagen und Bagger – aber als ich ins Wartezimmer trat, hörte ich einen Zimmerspringbrunnen plätschern. Auf seiner Fontäne drehte sich eine tennisballgroße, golden glänzende Kugel. An der Wand hing ein Flachbildschirm, auf dem Meeresschildkröten in tosender Brandung an Land robbten. In dieser Luxuspraxis, nur für Privatpatienten und Selbstzahler, stand sogar ein Kaffeeautomat, an dem man zwischen Espresso, Latte Macchiato und Cappuccino wählen konnte.

Der Arzt war noch recht jung, etwa Mitte 40, und trug einen

Gürtel mit einer riesigen Schnalle, auf der ein Adler und die «Stars and Stripes» abgebildet waren. Er schüttelte mir kräftig die Hand, setzte sich an seinen Schreibtisch und begann, auf seinem Handy herumzudrücken – jeder Handgriff begleitet von einem Klicken und Klacken. Es dauerte wohl zwei Minuten, bis er, weiterhin auf seinem Telefon wischend, murmelte: «Ständig ist man mit diesen Displays beschäftigt.»

«Das ist eine Sucht», sagte er. «Psychisch ist das eine Belastung, weil wir diese ständige Informationseingabe gar nicht mehr verarbeiten können.» Ein Arzt, der sich zur Smartphone-Sucht bekennt und Allgemeinplätze absondert, um sich zu rechtfertigen. Es hatte schon bessere Anbahnungen eines Arzt-Patienten-Verhältnisses gegeben.

Seine Untersuchung ergab, dass drei Lendenwirbel eine Ausweichbewegung machten und mein Iliosakralgelenk auf der linken Seite in seiner Beweglichkeit eingeschränkt war. Er bat mich, mich bauchwärts auf eine Physiotherapeutenliege zu legen.

«Sie haben eine starke Muskulatur vor allem in den Beinen – treiben Sie viel Sport?», fragte er.

«Ich jogge, ich mache Kieser-Training, ich fahre Kajak ...»

«Ach, Kajak», sagte er. «Hab ich auch früher gemacht. Ich erinnere mich, wie ich mit einem Kumpel und einer Flasche Federweißer im Kanu gekentert bin. Wir waren auch schon ziemlich besoffen ...» Er lachte, dabei bewegte er mit den Händen mein Iliosakralgelenk. «Wir haben es kaum geschafft, das Boot wieder aus dem Wasser zu fischen.»

Ich mag es, wenn Ärzte menschlich sind, und die Geschichte fand ich, weil ich auch schon oft mit Booten gekentert war, sehr sympathisch. Aber dass er mir jetzt detailliert erzählte, wo er damals gekentert war und wie er mit seinem Kumpel das

Boot letztendlich geborgen hatte, war mir doch ein bisschen viel. Ich wurde nervös, weil die Zeit, die man als Patient mit einem Arzt zur Verfügung hat, um etwas herauszubekommen, erfahrungsgemäß begrenzt ist. Im ersten Moment der Stille sagte ich also schnell: «Was spüren Sie an meinem Rücken?»

«Die linke Beckenschale ist nach hinten gewandert», sagte er. «Ich versuche die normale Stellung wieder herzustellen, sodass die beiden Beckenschalen wieder parallel sind. Ich mobilisiere also das Iliosakralgelenk.»

Es wirkte, als wisse er, was er tat. Er ging um mich herum, drückte dann auf der linken Seite auf mein Iliosakralgelenk. «Die rechte Seite ist noch deutlich besser als die linke, deshalb müssen wir an der linken noch weiterarbeiten. Wenn wir es heute nicht gerade bekommen, machen wir beim nächsten Termin weiter, bis es symmetrisch ist.»

«Mit wie vielen Sitzungen rechnen Sie?»

«Mit drei Behandlungen, dann sollte es gegessen sein.»

Seit acht Jahren hatte ich inzwischen meine Schmerzen, und er wollte sie mit drei Sitzungen beheben – ganz schön vollmundig.

Er bat mich, mich auf den Rücken zu legen. Er hielt meinen Fuß, ich sollte mit gestrecktem Bein meine Ferse in seine Hand drücken – eine Dehnübung für die hintere Beinmuskulatur. «Oh, das ist gar nicht gut», sagte er. «Sehr stark verkürzt.» Aber der Zug war weniger stark, als wenn ich selbst Dehnübungen machte.

Dann waren wir durch. Er sagte, ich solle zwei Tage lang weder Sport noch Dehnübungen machen. «Das Gelenk könnte nach der Behandlung instabil sein.»

Ich fühlte mich wie nach einer laschen Physiotherapie. Ich spürte keinen Effekt. Der Schmerz wurde sogar langsam stärker. Normalerweise hätte ich mit Sport und Dehnübungen gegengesteuert, aber das sollte ich ja nicht. Ich fühlte, wie ich langsam in ein Schmerzloch rutschte – und ich durfte meine Muskeln nicht bewegen, um zu verhindern, ganz hineinzufallen. Nach zwei Tagen schmerzte jeder Schritt. Als ich am dritten Morgen nach der Behandlung zum ersten Mal wieder meine Oberschenkelmuskulatur dehnte, stöhnte ich laut vor Schmerzen.

Endlich durfte ich wieder etwas tun. Ich fing auch wieder an zu joggen, und es wurde langsam besser. Ich machte regelmäßig Dehnübungen und Krafttraining. Als drei Wochen nach dem ersten Osteopathie-Termin der zweite anstand, war ich schmerzfrei. Selten genug. Für mich war klar, dass das nichts mit der Behandlung zu tun hatte – und angenehmerweise machte der Arzt auch nicht den Versuch, die Linderung meiner Beschwerden Wochen nach seinem Eingreifen auf seine Therapie zurückzuführen.

Ich bekam die gleiche Therapie wie beim ersten Mal, erst ein Richten des Iliosakralgelenks und der Lendenwirbelsäule, dann Dehnung der Muskeln am hinteren Oberschenkelmuskel. «Ich habe meine Sitzposition am Schreibtisch geändert», sagte ich. «Erstaunlicherweise geht es mir besser, wenn ich nicht gerade sitze, sondern den Oberkörper nach hinten lehne.» Ich machte ihm die Position vor – ein richtiges Fläzen.

«Das ist logisch», sagte er und setzte sich betont gerade hin. «Wenn ich so sitze, habe ich einen 90-Grad-Winkel zwischen Oberkörper und Beinen, dann ist das Iliosakralgelenk bis zum Anschlag gestreckt.» Dann fläzte er sich hin. «Wenn ich dagegen relaxed bin, befindet sich das Gelenk in einer Mittellage – viel besser.»

«Aber es heißt doch immer, man soll aufrecht sitzen!»

«Gut, dass wir drüber gesprochen haben, das ist falsch. In der Schule oder am Esstisch hieß es immer, sitz gerade, sonst gab es etwas hinter die Löffel. Falsch, das Geradesitzen ist schlecht, zumal für die Lendenwirbelsäule und das Iliosakralgelenk. Ist aber schwer, das aus den Köpfen herauszukriegen.»

Das verwirrte mich wirklich, weil es das Gegenteil von dem war, was ich immer gehört hatte.

«Denken Sie an die Deck-Chairs auf den Kreuzfahrtschiffen», sagte der Arzt. «Darin hat man genau diese Position, und darin kann man stundenlang liegen, ohne dass man Schmerzen bekommt. Beim Autofahren sage ich immer: Mantafahrer-Position!»

«Sie meinen, die Lehne ganz nach hinten?»

«Ja, genau.» Ein Moment der Stille. Dann sagte er: «Der Manta, das war noch ein Auto – heute sehen alle Opel verwechselbar aus. Wenn die jetzt einen modernen, schicken, schnellen Manta bauen würden – ich bin mir sicher, dass der sich wie geschnittenes Brot verkaufen würde.»

Ein Osteopath plädiert für die Wiedereinführung des Opels Manta, das war eigentlich schon zu gut, um wahr zu sein.

«Also, ob das klappen würde mit dem Proll-Image ...»

«Aber die Autos sehen heute alle gleich aus – die verlieren jede Individualität, das ist ganz, ganz schrecklich.»

Ich fand andere Dinge schrecklich – zum Beispiel meine Rückenschmerzen. Deshalb versuchte ich mal wieder das Gespräch in diese Richtung zu lenken. «Wie fühlt sich mein Rücken an?»

«Eigentlich ganz gut. Ich glaube, es wird heute noch ganz schön schwül ...»

Es war nicht zu fassen, er schaffte es, jedes Gespräch wegzuführen von meinem Rücken. Es war wie beim Friseur. War es zu viel verlangt, dass er sich während der Behandlung auch mental mit meinem Rücken beschäftigte? Ich erklärte mir sein Verhalten so, dass er unterfordert war damit, meine Gelenke zu mobilisieren, meine Muskeln zu dehnen. Vielleicht hätte ich das auch selbst hinbekommen, ein Physiotherapeut aber bestimmt. Das hätte 30 Euro gekostet. Der Osteopath verlangte – die Rechnung lag zwei Tage später schon im Briefkasten – 170 Euro für eine halbe Stunde. Und im Gegensatz zur Physiotherapie war seine Arbeit komplett wirkungslos geblieben.

Als ich also zu meinem letzten Termin erschien – spätesten danach sollte die Sache mit meinem Rücken ja gegessen sein –, war ich entschlossen, den Arzt zu kritisieren. Ich legte mich auf die Pritsche und war gespannt, ob er es auch diesmal schaffen würde, das Gespräch auf Autos oder das Wetter zu lenken.

«Ich habe das Gefühl, dass mir die Behandlung nichts bringt», sagte ich. «Meine Symptome haben sich nicht gebessert – und ich verstehe die Logik dahinter auch nicht. Wenn meine Muskeln so stark verkürzt sind, wie Sie sagen, dann richten Sie hier die Gelenke alle paar Wochen. Aber spätestens morgen haben die Muskeln diese doch schon wieder aus der richtigen Position gezogen.»

«Sie müssen fleißig stretchen ...» Beim letzten Mal hatte er gesagt, ich dürfte in den beiden Tagen nach der Behandlung keine Dehnübungen machen!

Ich sagte: «Das mache ich mehrmals am Tag, das hat auch einen positiven Effekt, aber Ihre Behandlung nicht, weil sie überhaupt nicht am Muskelsystem ansetzt – und da liegen meine Probleme.»

«Wir könnten auch noch sensomotorische Einlagen versuchen ...»

Jetzt fing auch er noch mit diesen absurden Einlagen an.

«Habe ich schon versucht, die helfen nicht.»

«Wenn Sie das Gefühl haben, dass Ihnen die Behandlung gar nicht hilft, dann brauchen wir sie auch gar nicht zu machen.»

Ich war ihm dankbar, dass er mir diese Freiheit ließ. Er gab dennoch nicht ganz auf, zum Abschied sagte er: «Kommen Sie doch noch mal mit den Einlagen, dann schauen wir, ob wir die besser einstellen können. Die Entscheidung liegt bei Ihnen, aber das biete ich Ihnen an.» Ich wusste, dass ich nicht mehr kommen würde. Denn die Sache mit meinem Rücken war tatsächlich nicht nach drei Sitzungen beim Osteopathen gegessen, die Schmerzen hatten sich noch nicht einmal kurzfristig gebessert. Nach diesem neuerlichen Arzt-Fiasko fragte ich mich mal wieder: Kann denn eigentlich jeder Arzt machen, was er will? Gibt es keinerlei Richtlinien?

> **Almut Tempka, Professorin und Leiterin der Abteilung Rehabilitation und Physikalische Therapie am Klinikum Charité in Berlin, über *Osteopathie*:**
>
> *Würden Sie mit Rückenschmerzen zum Osteopathen gehen?*
> Ich muss ein wenig ausholen, um das zu beantworten. Die Osteopathie ist in den USA begründet worden, weil es dort anders als in Europa keine Tradition für Manuelle Medizin gab. Ende des 19. Jahrhunderts konnte man Medizin an den Medizinischen Hochschulen studieren, das war sehr teuer. Sich bei den dort ausgebildeten Ärzten behandeln zu lassen, konnten sich die meisten Menschen nicht leisten. Wohl auch

deshalb entwickelten sich parallel die Osteopathie-schulen, die weniger kosteten und deren Absolventen deswegen weniger hohe Preise für Behandlungen verlangten. Zu Beginn des 20. Jahrhunderts brauchte besonders das Militär dringend Ärzte. Auf der Basis der Osteopathie-Schulen wurde damals ein Abschluss erfunden, der «OD, osteopathic doctor» genannt wurde, im Gegensatz zum MD, dem «medical doctor». Der OD-Abschluss war sehr viel günstiger zu erwerben und stand als militärisch finanzierte Ausbildung auch den armen und farbigen Schichten offen.

Heißt das: Dort, wo die Osteopathie herkommt, unterscheidet sie sich gar nicht von der Schulmedizin?
Ich habe mit ODs und MDs in den USA zusammengearbeitet – die inhaltlichen Kenntnisse waren weitestgehend identisch. Osteopathen waren aber, was die Fähigkeiten zur manuellen Untersuchung angeht, besser ausgebildet als MDs.

Und in Deutschland – würden Sie zu einem Osteopathen gehen?
In Europa hat sich unter verschiedenen Bezeichnungen eine Manuelle Medizin etabliert und daneben eine andere Berufsgruppe, die von Ärzten auf Anweisung tätig wird: die Physiotherapeuten. Sollen Osteopathen jetzt Ärzte oder Physiotherapeuten sein? Es gibt das Berufsbild bei uns nicht, deshalb lässt sich die Frage nicht pauschal beantworten.

Die Osteopathie erlebt aber einen großen Zuspruch hierzulande – warum?

Weil wir eine zeitgetaktete, industrialisierte, technisierte und pharmaziebasierte Medizin haben, die unter einem großen Rationierungsdruck steht. Die Menschen fühlen sich zu Recht nicht mehr ganzheitlich untersucht und behandelt. Die Osteopathen haben sich ein Renommee in der Gesellschaft erworben, weil sie sich Zeit nehmen – gegen Cash.

Aber wie steht es mit der fachlichen Qualifikation?

Ich leite die Physiotherapie am Klinikum Charité, Standort Virchow. Unter unseren Therapeuten sind solche, die die Weiterbildung Osteopathie erfolgreich abgeschlossen haben und die richtig gut sind. Osteopathen haben Kenntnisse, aber ob die im Einzelfall ausreichen, um Ihre Rückenschmerzen zu behandeln, können Sie schlecht überprüfen. Sicher, es gibt Siegel von Dachorganisationen. Aber es gibt auch Ärzte, die haben die Zusatzweiterbildung Chirotherapie oder Manuelle Medizin auf ihrem Schild stehen und die dürfen mich trotzdem nie anfassen.

Manche Theorien von Osteopathen hören sich abenteuerlich an ...

In der Osteopathie ist sicher ein gutes Stück Esoterik verpackt. Nun wissen wir aber, dass sogar Placebos gut wirken. Wir können mit modernen bildgebenden Verfahren heute sehen, dass schon die Vorstellung, dass etwas heilsam ist, bei den Patienten eine Veränderung im Gehirn hervorruft. Vieles, was wir für

Humbug halten, führt beim Patienten über diesen Weg zu Heilungserfolgen.

Es sei denn, man glaubt nicht daran ...
Selbst bei solchen kritischen Menschen gibt es Hinweise, dass Berührungen durch einen Therapeuten wirksam sein können.

Welche Anteile der Osteopathie sind esoterisch?
Es gibt keinerlei Hinweise darauf, dass bei einem Schädel eines Erwachsenen, der regelmäßig und knöchern fest ist, eine Behandlung der angeblich beweglichen Schädelnähte noch irgendwas bringt – so, wie es in der kraniosakralen Osteopathie zum Teil gelehrt wird. Auch dass man durch Stimulation bestimmter Druckpunkte die Nahrung im Magen-Darm-Trakt entsäuern kann, erscheint mir abwegig.

Gibt es Bestandteile der Osteopathie, für die die Wirksamkeit gegen Rückenschmerzen belegt ist?
Das ist extrem schwierig nachzuweisen, weil die Störungen genauso individuell sind wie die Technik des jeweilig Behandelnden. Es gibt keine Untersuchung, die zeigt, dass eine Grifftechnik, siebenmal angewendet innerhalb von vier Wochen, chronische Rückenschmerzen heilt. Man kann natürlich Patienten fragen, ob die osteopathische Behandlung ihnen geholfen hat – die Mehrzahl der Rückenschmerzpatienten hat das in Studien bejaht.

> *Sind Ärzte überqualifiziert für osteopathische Behandlungen? Für eine halbe Stunde Behandlung muss man manchmal 170 Euro bezahlen ...*
>
> Das ist mehr, als ich je gehört habe. Für einen Arzt sind das Anfassen und Behandeln mit den Händen meistens nicht der Schwerpunkt der Tätigkeit. Das heißt, der Mediziner kann nie die gleiche Routine bekommen wie ein Physiotherapeut, der acht Stunden täglich mit seinen Händen Patienten bearbeitet. Ich untersuche meine Patienten – und gebe die Behandlung immer an hauptamtlich beschäftigte Physiotherapeuten ab. Die können das einfach besser als ich.

20. Böses Erwachen

Schon öfter hatte ich bei meinen Recherchen am Rande von der «Nationalen Versorgungsleitlinie Kreuzschmerz» gehört: 197 Seiten feinstes Ärztedeutsch: Normalerweise gehören solche Werke nicht zu meiner bevorzugten Lektüre. Erst die Wut über die neuerliche Behandlungspleite motivierte mich, mir das Werk, das frei im Internet verfügbar ist, auszudrucken. Die «NVL Kreuzschmerz», las ich zu Beginn, wurde erarbeitet von der Bundesärztekammer und allen ärztlichen Fachgesellschaften, deren Mitglieder in irgendeiner Weise mit dem Rücken zu tun haben, plus der Fachgesellschaften von Physiotherapeuten und Psychotherapeuten. Sie ist eine Empfehlung und nicht rechtsverbindlich.

Spezialisten aller Fachrichtungen hatten sich also zusammengesetzt und aufgeschrieben, wie man Rückenschmerzen am besten behandeln sollte – und wie nicht. Seit 2010 gab es dieses Dokument, und als Rückenschmerz-Patient traute ich meinen Augen nicht. Mir kam es vor, als ob diese Leitlinie aus einer anderen Nation, vielleicht sogar aus einem anderen Universum, stammte.

Denn in der Welt, die dort beschrieben wird, hörten sich Ärzte in Ruhe die Leidensgeschichte des Patienten an. Es wurde nicht sofort ein Röntgenbild verordnet, wenn es im Rücken zog. Es gab keine Schmerzmittelspritzen und keine pseudowissenschaftlichen Methoden gegen Kreuzschmerzen. Stattdessen war da von Ärzten die Rede, die nach Problemen bei der Arbeit oder im Privatleben fragten, die es ablehnten, ein neues Röntgenbild zu machen, wenn vor kurzem schon eins gemacht worden war, die Patienten darin schulten, mit den Schmerzen umzugehen.

Konkret werden in der NVL Behandlungsarten aufgeführt – und nach der für jeden verständlichen «Daumen-hoch-Daumen-runter-Methode» klassifiziert. Außerdem gibt es eine waagerechte Position, das heißt, diese Methode kann sinnvoll für den Rückenschmerzpatienten sein. Rundum abgelehnt werden bei chronischen, unspezifischen Rückenschmerzen Schmerzmittelspritzen, jede Form von Elektrotherapie und jede Art von invasiver Therapie, das heißt Wirbelsäulen-Operationen und rückenmarksnahe Injektionen. Dafür wird betont, dass bei akuten Kreuzschmerzen in den ersten sechs Wochen weder ein Röntgen- noch ein Kernspinbild gemacht werden sollte, sofern keine Alarmzeichen auf eine schwere Erkrankung hindeuten. Bei chronischem Schmerz ist von «einmaliger bildgebender Diagnostik» die Rede. Da saß ich also nun, dachte an meine Tüten voller Bilder und konnte nicht umhin, zu lachen.

Das Kapitel der NVL über die Behandlungsmethoden endet mit dem schönen Satz: «Im Krankheitsverlauf stehen im Vordergrund der Versorgung: die kontinuierliche Aufklärung und Motivation zu einer gesunden Lebensführung, die regelmäßige körperliche Aktivität einschließt, sowie die Vermeidung der Anwendung chronifizierungsfördernder und/oder nicht evidenzbasierter medizinischer Verfahren.» Ich erinnerte mich an den Arzt, der mir sowohl vom Krafttraining als auch vom Joggen abgeraten hatte, ich erinnerte mich an die Schmerzspritzen, Elektrotherapie, Homöopathie und Osteopathie – was in der NVL stand, war ziemlich genau das Gegenteil von dem, was ich erlebt hatte während der Behandlung meiner Rückenschmerzen. Die verantwortlichen Ärzte und Therapeuten hätten es wissen müssen, ich unterstelle, dass manche es auch wussten und nur um ihres Profites willen unnütze Untersuchungen und Behandlungen durchführten.

Mehr noch als das, was mit mir unsinnigerweise veranstaltet worden war, ärgerte mich aber das, was unterlassen worden war. Schließlich war in der Leitlinie für Patienten, die nach sechs Wochen keine Besserung ihrer Beschwerden verspürten, der multimodale Therapieansatz, oder zumindest das interdisziplinäre Assessment, vorgesehen. Also eine Untersuchung durch drei verschiedene Berufsgruppen: Arzt, Physiotherapeut und Psychologen. Nach sechs Wochen, nicht neun Jahren! Ich hätte mich schon 78-mal dafür qualifiziert gehabt, nie hatte ich davon auch nur gehört.

Interdisziplinäres Assessment! Als ich das las, war ich versucht zu sagen: Jedem Rückenschmerzpatienten, dem das in Deutschland schon passiert ist, gebe ich einen aus. Ich konnte mir nicht vorstellen, dass so etwas überhaupt schon mal jemandem widerfahren war.

Ich rief Bernhard Arnold an, den Chefarzt für Schmerztherapie am Klinikum Dachau und Mitautor der «NVL Kreuzschmerz». Meine Vermutung stimmte dann doch nicht ganz. «Zwar gibt es die Multimodale Schmerztherapie in der ambulanten Regelversorgung nicht, aber stationär wird sie angeboten», sagte Arnold.

Ich recherchierte: Aus den öffentlich zugänglichen Daten des Instituts für das Entgeltsystem im Krankenhaus (InEK) ging hervor, dass rund 50000 Schmerzpatienten im Jahr 2011, neuere Zahlen lagen noch nicht vor, eine stationäre Multimodale Therapie bekommen hatten. «Man kann davon ausgehen, dass zwei Drittel davon Rückenschmerzpatienten waren», sagte Arnold. Das bedeutete, dass lediglich

33 000 Rückenschmerzpatienten die Therapie bekommen hatten, die den Leitlinien zufolge am besten geeignet gewesen war, ihnen zu helfen. Gesundheitswissenschaftler der Ludwig-Maximilians-Universität München haben errechnet, dass rund 2,24 Millionen Rückenschmerzpatienten eine Multimodale Schmerztherapie bräuchten. Legt man diese Zahlen zugrunde, bekommen nur 1,5 Prozent der Patienten die Therapie, die für sie am besten ist.

Besonderer Wert wird in der NVL darauf gelegt, dass nach dem interdisziplinären Assessment Arzt, Physiotherapeut und Psychologe in einer Teamsitzung über die individuelle Therapie entscheiden. Jahrelang war ich sogar damit gescheitert, auch nur einen Erkenntnisaustausch zwischen Physiotherapeuten und Ärzten zu initiieren!

Ich erinnere mich gut an die Szene, als ich einmal meinen Physiotherapeuten fragte, ob er mir die Namen der Muskeln aufschreiben könne, die in meinem Rücken verspannt seien. Er fragte: «Warum?» Ich sagte: «Damit ich das dem Orthopäden zeigen kann, ich habe einen Termin nächste Woche.» Er lachte. «Ich schreibe sie dir gerne auf, aber du glaubst doch nicht im Ernst, dass das den Arzt interessiert?» Er sprach nicht von einem bestimmten Arzt, er wusste gar nicht, bei wem ich in Behandlung war!

Seine Aussage deckte sich dann leider mit der Erfahrung, die ich machen musste. Ob aus Desinteresse, Bequemlichkeit oder Ahnungslosigkeit: Auf jeden Fall zeigt die Realität, dass die meisten Ärzte sich nicht für die Erkenntnisse der Physiotherapeuten interessieren. Umgekehrt halten sich die Physiotherapeuten auch nicht unbedingt an das, was auf dem Rezept steht. Außer diesem Schriftstück wird zwischen den beiden Berufsgruppen in der Regel nichts ausgetauscht.

Und die Nationale Versorgungsleitline sprach vom krassen Gegenteil: einer Teamsitzung! Dort sollten Arzt und Physiotherapeut sich beraten, zusätzlich sollte ein Psychologe dabei sein: Mit der letztgenannten Berufsgruppe war ich wegen meines Rückens noch überhaupt nicht in Berührung gekommen.

Was muss man daraus schließen? Es gibt ein großes Wissen, wie man Rückenschmerzen gut behandeln kann, es wird aber nicht angewendet.

Ehrlicherweise muss ich sagen, dass man den Ärzten nicht alleine anlasten kann, was schiefläuft in der Behandlung von Rückenschmerzen. Es gibt perverse Anreize in unserem Gesundheitssystem, gerade in der Behandlung von Rückenschmerzen. Gut vergütet werden bildgebende Diagnostik, Injektionen und Operationen – kaum Geld gibt es für ein ausführliches Patientengespräch und klinische Untersuchungen per Hand, ohne die eine Diagnose nicht zu stellen ist. «Nach der Leitlinie zu behandeln hieße oft, zu arbeiten, ohne dafür bezahlt zu werden», sagte Bernhard Arnold. Ein Arzt könne nicht wirtschaftlich arbeiten, wenn er jeden Kassenpatienten, der sich bei ihm mit Rückenschmerzen vorstellt, eine halbe Stunde lang untersuchen würde.

Reiner Gradinger, Professor für Orthopädie und Ärztlicher Direktor des Klinikums rechts der Isar der Technischen Universität München, über *das Vergütungssystem für Ärzte*:

Was läuft falsch im Vergütungssystem?
Vieles wird vergütet, was keinen Sinn macht, wie eine

> Menge bildgebende Diagnostik. Auf der anderen Seite wird vieles nicht vergütet, was Sinn machen würde.
>
> **Woran fehlt es?**
> Die Gesundheitspolitik legt fest, was vergütet wird und was nicht – und die sprechende Medizin wird schlecht bezahlt. Wenn Sie in eine Praxis gehen, dann läuft die Behandlung im Fünf-Minuten-Takt. In dieser Zeit kann man keine vernünftige Anamnese machen, denn alleine dafür bräuchte der Arzt eine Viertelstunde. Dazu eine gründliche klinische Untersuchung – dann ist man bei einer halben Stunde pro Patient. Das wird aber lediglich als ein Patientenkontakt vergütet – ob er fünf Minuten gedauert hat oder eine halbe Stunde. Eine gute sprechende und rein klinische Medizin wird heute finanziell bestraft.

Andererseits kann man die Ärzte nicht ganz aus der Verantwortung nehmen. Wie ich beschrieben habe, wurden sogar meine Versuche, einen Austausch zwischen Physiotherapeut und Arzt zu schaffen, mit Desinteresse beschieden. Und: Ich war acht von zehn Jahren meiner Ärzteodyssee privat krankenversichert, Mediziner können dann sehr wohl Gespräche kostendeckend abrechnen – aber sie setzen lieber auf andere Verfahren. Nein, ich bleibe dabei, Ärzte könnten sich bei der Behandlung der Rückenschmerzen von Privat- und Kassenpatienten sehr wohl besser an der «NVL Kreuzschmerz» ausrichten. Sie tun es nicht, weil es ihre Profite verringern würde.

Viele Krankenkassen haben übrigens mit den Multimodalen Schmerzzentren Verträge abgeschlossen, die die interdisziplinäre Behandlung angemessen honorieren. Man hat erkannt, dass es günstiger ist, die Schmerzpatienten erst genau zu untersuchen und dann je nach individueller Ursachenlage zu therapieren, als jahrelang herumzudoktern. Eine Studie der Barmer Ersatzkasse zeigt: Die Multimodale Therapie kostet über einen längeren Zeitraum bei Arbeitnehmern weniger als Injektionstherapie und Operationen.

Schmerzmediziner Reiner Sabatowski, Professor und Leiter des Schmerzzentrums an der Universität Dresden, über die *Fehler bei der Rückenschmerzbehandlung*:

Viele Menschen mit unspezifischen Rückenschmerzen machen eine Odyssee von Arzt zu Arzt ohne Besserung – was läuft falsch in deren Behandlung?
Diese Menschen gehen erst zum Hausarzt, wenn der nach längerer Zeit nicht weiterkommt, schickt er den Patienten zum Orthopäden. Irgendwann wird Physiotherapie verschrieben. Aber diese Behandlungen finden immer in separaten Sektoren statt – meistens gibt es zwischen ihnen keine ausreichende Kommunikation über die Behandlung.

Obwohl das doch in der Leitlinie steht ...
Es sollte eine ausreichende Kommunikation geben, aber de facto gibt es sie nicht. Wenn Sie ein Rezept für Physiotherapie haben, gehen Sie damit zu einer Praxis, von der Sie gehört haben, dass sie besonders gut sei – oder zu einer in der Nähe von Wohnort oder Arbeits-

platz. Ob aber der Physiotherapeut das gleiche Konzept verfolgt wie der Arzt, ist überhaupt nicht gesagt. Es gibt eine Studie, die zeigt, welche negativen Konsequenzen das haben kann.

Was wurde darin untersucht?
Patienten mit chronischen Rückenschmerzen sind in einem Schmerzzentrum medizinisch untersucht worden. Sie bekamen je ein Rezept für Physiotherapie und Psychotherapie, den Therapeuten sollten sie sich selbst suchen. Am Ende konnte kein signifikanter Behandlungserfolg festgestellt werden, weil einfach jeder für sich behandelt hat und es keine ausreichende Kommunikation gab über den Patienten.

Wie hat sich das ausgewirkt?
Im schlimmsten Fall kamen verschiedene Konzepte zum Einsatz. Der Physiotherapeut sagte, die Schmerzen kämen von dem Muskel, der Orthopäde meinte, die Ursache sei ein Wirbel, und der Psychologe behauptete, die Problematik sei ein psychologischer oder sozialer Faktor. Es wurde gar nicht der Versuch unternommen, diese verschiedenen Meinungen, die ja alle ihre Berechtigung haben, zu einem integrativen Ansatz zu formen. Dagegen ist die Wirksamkeit der Multimodalen Therapie, wenn also Mediziner, Physiotherapeuten und Psychologen sich austauschen und zusammenarbeiten, gut belegt. Das dezentrale Konzept der Behandlung in verschiedenen Praxen dagegen, was ja leider die Regel ist in Deutschland, funktioniert häufig nicht.

Wenn man beim Orthopäden erzählt, welche Theorien der Physiotherapeut hat, bekommt man oft den Eindruck, das interessiert den überhaupt nicht.

Es ist nicht so, dass der Orthopäde etwas Falsches sagt, wenn er bei Patienten degenerative Veränderungen an der Wirbelsäule erkennt – er sieht sie auf den Röntgen- und MRT-Bildern. Es ist auch nicht falsch, was Physiotherapeut und Psychologe sagen. Die Frage ist nur: Wie bekomme ich die Befunde zusammen zu einem Bild, das man in ein integriertes Therapiekonzept übersetzen kann.

Sind Orthopäden auf das Skelettsystem fixiert?

Das wird sicherlich nicht bei allen so sein, es gibt da sehr große Unterschiede, aber insgesamt drängt sich der Eindruck auf, dass komplexe Krankheitsbilder von Ärzten wenig differenziert wahrgenommen werden.

Was empfehlen Sie Patienten – am besten dorthin zu gehen, wo das alles unter einem Dach ist?

Wenn man das erste Mal Rückenschmerzen hat, sollte man zum Hausarzt gehen. Der guckt sich das an, und wenn er ausgeschlossen hat, dass etwas Schlimmes hinter den Schmerzen steckt, wird er Sie beraten, was Sie machen sollen. In der Regel sind die Schmerzen nach vier bis sechs Wochen verschwunden, sie brauchen keine weitere Behandlung. Wenn das nicht funktioniert, wäre der nächste Schritt, dass Sie zum Orthopäden gehen. Falls die Probleme auch mit den normalen orthopädischen Behandlungsmethoden nicht in den Griff zu bekommen sind und wenn der

Schmerz droht, chronisch zu werden, sollte man sich in einem Schmerzzentrum vorstellen.

Warum werden Schmerzen chronisch?
Es gibt verschiedene Faktoren, die diesen Prozess begünstigen: zum Beispiel Arbeitsplatzunzufriedenheit, längere Krankschreibung, Depressionen, psychische Probleme.

Nach welcher Zeit ist ein Schmerz als chronisch anzusehen?
Legt man die Hand auf die heiße Herdplatte, sagt einem der Schmerz, dass man sie besser dort wegnehmen sollte. Ein Knochenbruch schmerzt, damit man merkt, dass die Extremität geschont werden muss. Das ist die Warnfunktion des Schmerzes. Wenn er die verloren hat, wenn er bleibt, ohne dass auf eine akute Gefährdung des Körpers hingewiesen werden muss, dann ist Schmerz chronisch. Man liest oft auch Zeitangaben, also dass er nach drei oder sechs Monaten chronisch wird – das ist aber eine künstliche Klassifikation. Man braucht diese Einteilung für wissenschaftliche Studien. Die Zeit, nach der ein Schmerz als chronisch anzusehen ist, kann individuell sehr unterschiedlich sein.

Das heißt für den Patienten auch: Wenn man länger als drei Monate Rückenschmerzen hat, sollte man sich in einem Schmerzzentrum vorstellen?
Spätestens dann sollte ein Patient in einem speziellen Zentrum untersucht werden, wo die verschiedenen Therapieformen integrativ angewandt werden. Sie müssen nicht unbedingt in einem Haus untergebracht

sein, aber der Schmerztherapeut sollte nicht alleine arbeiten, sondern gut mit Physiotherapeuten und Psychotherapeuten vernetzt sein.

21. Ein Arzt nimmt sich Zeit

Zuerst ärgerte ich mich, als ich die Nationale Versorgungsleitlinie Kreuzschmerz gelesen hatte. Die meisten Behandlungen, die sich bei mir als sinnlos erwiesen hatten, waren hier schon als «nicht empfehlenswert» klassifiziert worden, ich hätte sie mir sparen können. Viele Empfehlungen dagegen waren bei mir nicht berücksichtigt worden.

Als sich meine Wut etwas gelegt hatte, sah der Ermittler in mir aber die Chance, den Fall mit den neuen Informationen doch noch zu lösen. Ich hätte die NVL einem Arzt auf den Tisch knallen und von ihm verlangen können, leitliniengemäß behandelt zu werden. Erfolgsversprechender erschien es mir allerdings, um eine Überweisung dahin zu bitten, wo der in der NVL geforderte interdisziplinäre Ansatz schon verfolgt wurde: In meiner Nähe machte ich ein Schmerzzentrum aus, das einen entsprechenden Ruf hatte. Ich rief an. Statt mir einen Termin zu geben, sagte man mir, ich solle ihnen alle meine Befunde zu meinen Rückenschmerzen und einen ausgefüllten Fragebogen schicken, den ich mir im Internet herunterladen konnte. Dann würde man sehen, ob ich für eine Konsultation am Schmerzzentrum in Frage käme.

Der Fragebogen war 20 Seiten lang. Die Fragen gaben mir das Gefühl, dass hier sonst viel härtere Fälle vorstellig wurden als ich. So sollte ich unter anderem ankreuzen, ob ich meine Schmerzen als «grausam», «mörderisch» oder «marternd» empfände. «Trifft nicht zu», markierte ich jeweils, denn so schlimm war es jetzt schon länger nicht mehr gewesen. Nein, ich fühlte mich im Moment nicht in meiner Existenz bedroht durch die Rückenschmerzen. Der Fragebogen brachte mich zum ersten Mal seit langem dazu, mal wieder zurückzuschauen. Vielleicht hätte ich vor ein paar Jahren noch «marternd» angekreuzt. Aber jetzt, sei es dadurch, dass ich mehr Sport trieb oder dass ich gelassener mit dem Schmerz umging, fühlte ich mich viel besser als damals. Die Schmerzstärke auf einer Skala von 1 bis 10 konnte ich im Moment mit «3» angeben, die höchste in den letzten Wochen mit «6».

Und dann kamen die Psychofragen: «Während der letzten Woche ...»: «... konnte ich meine trübsinnige Laune nicht loswerden», «... dachte ich, mein Leben sei ein einziger Fehlschlag». Nein, das traf nicht zu, stattdessen kreuzte ich an, dass ich voller Hoffnung an die Zukunft dachte. Das machte mir gute Laune – so schlecht war es gar nicht um mich bestellt. Des Weiteren konnte ich auch ankreuzen, dass ich keine Probleme hatte, mehrere Straßenblöcke zu Fuß zu gehen und mich anzuziehen. In der Welt der Schmerzpatienten war ich Superman!

Ein paar Tage später allerdings waren die Schmerzen wieder schlimmer – und damit auch die Laune schlechter. Jetzt machte ich mir Vorwürfe, dass ich nicht höhere Werte eingetragen hatte. Würde man mich in der Schmerzambulanz überhaupt ernst nehmen mit einem Schmerzwert von 3 auf einer Skala bis 10?

Das Schmerzzentrum lag in einem kleinen Park, nur 200 Meter entfernt vom Rhein, drei Gebäude, dreistöckig, alte Bausubstanz, frisch renoviert. Im Wartezimmer standen Orchideen mit violetten Blüten, daneben Makroaufnahmen von Blumen und Blättern. Durch das geöffnete Fenster drang aus der Ferne Straßenlärm. Nach einer Dreiviertelstunde durfte ich im Arztzimmer weiter warten. In der Ecke stand ein Skelett, auf der Fensterbank lagen zwei Wirbelsäulenmodelle aufeinander. Ich bekam ein schlechtes Gewissen, überhaupt hier zu sein. War ich wirklich ein Schmerzpatient? Waren das nicht Leute, die Unmengen Morphium nehmen mussten, um ihre Schmerzen auf ein halbwegs erträgliches Niveau zu bringen? Ich wartete noch eine Viertelstunde, dann kam der Arzt reingerauscht, mit den Tüten in der Hand, in denen meine Kernspin- und Röntgenbilder verpackt waren. Er war allein, kein Assessment-Team begleitete ihn. Weil mein Fragebogen nicht genügend Punkte hatte?

«Sie sind ja schon ganz gut durchuntersucht. Was führt Sie zu mir?»

Das fing ja gut an, jetzt fühlte ich mich erst recht deplatziert.

«Ich suche immer noch die Ursache meiner Schmerzen, damit ich sie abstellen kann. Und die Theorien, die mir bis jetzt angeboten wurden, finde ich nicht schlüssig. Von Ihrem Zentrum habe ich gelesen, dass Sie interdisziplinär arbeiten ...»

«Also, es wird nicht besser?»

«Jetzt, wo ich hier sitze, spüre ich ein Brennen im Bereich des Iliosakralgelenks – und wenn ich so ein paar Stunden sitzen würde, dann würde ich sehr schlimme Schmerzen bekommen ...»

«Ist es so, dass Sie dann die Schmerzen im Sitzen bekommen – oder beim Aufstehen?»

«Das Sitzen schmerzt, aber wenn ich aufstehe, kann ich unter Umständen nicht mehr gehen ...»

«Sie können zwei bis drei Stunden sitzen, im Theater, im Kino?»

«Mache ich selten. Ich denke, ich könnte ...»

«Also bei längerer einseitiger Belastung bekommen Sie Probleme, die besser werden, wenn Sie sich bewegen?»

Ja, dieser Arzt nahm sich Zeit, er fragte nach. Es war, wie man es sich in seiner Idealvorstellung ausmalte. Nun war es mir richtiggehend peinlich, so lange vor ihm zu reden, ohne allzu Drastisches erzählen zu können. Ich hatte das Gefühl, seine Zeit zu stehlen. Die von mir geäußerten Umstände meiner Schmerzen erschienen mir auf einmal banal. Was sollte er als Arzt damit anfangen, wenn ich sagte: «Manchmal habe ich Schmerzen im Iliosakralgelenk, öfter links, aber auch rechts kommt vor. Es gibt zusätzlich zu diesem Schmerz auch noch einen anderen eine Handbreit weiter oben. Er tritt besonders morgens auf und zieht in die Flanke hinein. Ich habe manchmal das Gefühl, dass die beiden Schmerzarten zusammenhängen – ist die eine nicht da, ist es die andere. Aber hundertprozentig trifft das auch nicht zu.» Hörte sich das nicht alles verwirrend an? War das nicht – im besten Fall – die typische langweilige Geschichte eines Menschen mit unspezifischen Rückenschmerzen? Oder hörte sich das Ganze sogar so an, als sei ich ein Simulant?

> **Reiner Sabatowski, Professor und Leiter des Schmerzzentrums an der Uni Dresden, über den Unterschied zwischen dem *Patientengespräch* in der Arztpraxis und im Schmerzzentrum:**
> Wenn sich ein Patient beim Arzt mit Rückenschmerzen vorstellt, gibt es normalerweise nur ein sehr kurzes Gespräch, weil der Arzt wenig Zeit hat. Dadurch gehen zum Teil wertvolle Informationen verloren, die das gesamte Beschwerdebild in einem anderen Licht dastehen lassen würden – vielleicht stecken Probleme am Arbeitsplatz oder in der Beziehung dahinter? Bei

> der Erstanamnese könnte man vieles verbessern. Wir in den Schmerzzentren können uns mehr Zeit für die Patienten nehmen als Haus- und andere Fachärzte. Die sind davon manchmal richtiggehend irritiert. «Was kann ich für Sie tun? Erzählen Sie mal», frage ich. Den Patienten fällt es dann oft schwer, ihre Schmerzgeschichte zu erzählen, weil sie es nicht gewöhnt sind. Sie ist aber sehr wichtig, weil man nur dann aufdröseln kann, welche Belastungen es gibt, welche Faktoren die Krankheit aufrechterhalten und wie man gemeinsam mit dem Patienten eine angepasste Behandlung umsetzen kann.

Ich war überrascht, dass der Arzt nicht eingeschlafen war und mir weiter Fragen stellte: wie viel ich von welchem Schmerzmittel wann einnähme, ja sogar, ob ich Tag- oder Nachtmensch sei. Er wollte wissen, inwieweit der Schmerz mein Leben bestimme und ob ich auch noch an etwas anderes denken könne. «Ich lebe eigentlich weitgehend ein normales Leben, mit Sport, mit normalen Arbeitstagen.» Er nickte, notierte eifrig.

Dann untersuchte er mich körperlich – gründlicher, als ich jemals vorher untersucht worden war, mit allen möglichen Körperbeugungen und Verdrehungen.

Danach sagte er: «Wie nach den Vorbefunden zu erwarten war, habe ich nichts Gravierendes gefunden.» Er tippte auf die Tüten mit meinen Röntgen- und Kernspinbildern. «Aber Funktionsstörungen sind hierauf auch nicht zu sehen – und die können genauso schmerzen wie ein Bandscheibenvorfall zum Beispiel. Wir haben hier Patienten, bei denen Rückenschmerzen ohne Diagnose derart chronisch werden, dass sie schließlich gar nicht mehr am Leben teilhaben können.» Es sei wichtig, die Ursache abklären zu lassen. Das beruhigte mich etwas – er stellte es zumindest so dar, als ob ich mich nicht unnötigerweise bei ihm vorgestellt hätte.

«In der klinischen Untersuchung ist mir aufgefallen, dass Ihre hinteren Oberschenkelmuskeln und auch die Rückenmuskeln verkürzt sind», sagte der Arzt. Beides ziehe am Iliosakralgelenk, sodass es dadurch zu Fehlstellungen und Schmerzen kommen könne.

«Was kann ich da machen?», fragte ich.

«Ich würde nicht davon ausgehen, dass der Schmerz komplett verschwindet, aber krankengymnastisch könnten Sie mit einer Mischung aus Stärkungs- und Dehnungsübungen bestimmt eine Besserung erreichen.»

«Sonst kann man nichts machen?»

«Ich sehe nicht, dass wir im Moment mehr machen müssten. Sie sind körperlich aktiv, Sie sind motiviert, etwas zu tun. Sonst hätten wir die Möglichkeit, Sie hier stationär aufzunehmen ...»

Das nahm ich als Hinweis, doch mal nach den potenziellen seelischen Ursachen zu fragen, von denen ich so viel gehört hatte.

«Halten Sie es für möglich, dass meine Rückenschmerzen psychisch bedingt sind?»

Er schaute mich durch seine dicke Brille an.

«Sie katastrophieren nicht, Sie sind weder hoffnungs- noch antriebslos. Ich kann keine übertriebenen Ängste feststellen anhand des Fragebogens und unseres Gesprächs. Wenn es Anzeichen für eine psychische Ursache gäbe, hätte ich Ihnen noch vorgeschlagen, einen Termin mit einer Kollegin zu vereinbaren, die Psychologin ist – aber die Problematik kann ich bei Ihnen nicht sehen.»

Ich war gründlich untersucht worden, hatte keine gravierenden Schäden und auch keinen an der Klatsche – ich fühlte mich nicht schlecht, als ich mich verabschiedete. Aber am Ziel war ich auch noch nicht. Die Physiotherapie sollte es richten, hatte der Schmerzmediziner gesagt. Das tat sie ja auch bisher, aber eher auf eine passive Art. Darauf wollte ich nicht mehr angewiesen sein, ich wollte meine Schmerzen ein für alle Mal loswerden.

Ich wollte meine heiße Spur von einst wieder aufnehmen – Verbesserung der Muskelkoordination, Stärkung der tiefen Rückenmuskulatur. Aber wie? Ich durchsuchte Internet und Magazine. In einer Zeitschrift las ich vom Rückenzentrum am Michel in Hamburg. Dort lehrten sie die Methode «Segmentale Stabilisation», mit der gezielt die tiefliegende Muskulatur gestärkt werden sollte. Der Erfolg war durch wissenschaftliche Studien in Australien belegt worden. Das hörte sich nach dem an, was ich brauchte! Leider fand ich niemanden, der in meiner Nähe das Verfahren anbot. Wenn es noch eine Chance gab für den Ermittler, das Rätsel der Rückenschmerzen zu lösen, dann sah ich sie nur dort. Auch wenn es für mich 500 Kilometer Fahrt bedeutete.

22. Das einzigartige System

Mit einigen Wochen Vorlauf schaffte ich es, eine Woche voller Termine im Rückenzentrum zu bekommen: am Anfang und am Ende beim Arzt, und jeden Tag Physiotherapie, denn dort sollte ich die Segmentale Stabilisation lernen. Als ich das Wartezimmer betrat, wusste ich sofort, dass dies der Ort war, an dem die völlig Verzweifelten strandeten. Die Wände wurden flankiert von bequemen Ledersesseln – aber niemand saß darin. Die einzigen beiden Wartenden, ein Mann Anfang 60 mit goldener Lesebrille auf der Nasenspitze und eine schlanke Frau im knielangen Batikkleid Ende 40, standen in zwei Ecken des Raumes. Wahrscheinlich aus Angst, einmal auf der Sitzfläche angekommen, nie wieder aus dieser Untiefe emporkommen zu können. Die Frau schaute auf Broschüren der Praxis, die auf einem Tisch auslagen. Der Mann blätterte hektisch in einer Finanzzeitschrift. Zumindest taten sie so, als ob sie damit beschäftigt wären. Man kommt sich eben blöd vor, dort zu stehen, wo man auch sitzen könnte – wenn man denn könnte. Es ist ein öffentliches Eingeständnis der körperlichen Versehrtheit. Ich legte meine Tasche auf einem der Sessel ab und nahm die dritte Möglichkeit zu stehen wahr, vor dem Aquarium in der Ecke. Ich blickte ins Grün der Algen, beobachtete die Fische und Krebse darin.

Ein Mann, mit roten Haaren und Bart, den seine Kleidung als Physiotherapeuten des Rückenzentrums auswies, kam herein. Später sollte ich ihn besser kennenlernen, jetzt sagte er: «Frau Kunz?» Die Dame blickte von den Broschüren auf, dankbar lächelnd, dass ihre Wartezeit vorüber war. Doch der

Physiotherapeut wurde von dem Mann mit der Lesebrille erkannt. «Hallo, wie geht es Ihnen?», fragte der Mann, der nicht mehr sitzen konnte, den Physiotherapeuten. Das wirkte schon einigermaßen paradox. Der, ein bisschen verdutzt, sagte: «Ja, danke, gut – und Ihnen?»

«Ich hab leider hier hinten ein Problem, das zieht bis in die Beine.»

«Oh, das tut mir leid ...»

«Vor acht Wochen hatte ich das schon mal, jetzt ist es wiedergekommen. Der Doc hat mich damals gut wieder hingekriegt.»

«Ja, im Becken gibt es einige Stellen, die meckern können.»

«Er hat das gut hingekriegt, dann war es eine Weile weg, aber letzte Woche ist es wiedergekommen.»

«Vielleicht müssen Sie zwei-, dreimal mobilisiert werden ...»

«Ich muss das jetzt mal angehen, will am Donnerstag nach Asien fliegen, aber so geht das nicht.» Es war Montagnachmittag. «Ich kann jetzt nicht laufen, ich hab mir da so Schmerztabletten genommen, ohne die hätte ich gar nicht herkommen können.»

«Die meisten Rückenschmerz-Episoden sind harmlos, aber so schnell ...»

«Ach, was schnell kommt, geht auch schnell wieder ...»

«Nicht immer, nach acht Wochen sollte man die Ursache Ihres Schmerzes abklären, gut, dass Sie da sind.»

Diese Konversation zeigte die gesamte Problematik der Rückenschmerzbehandlung: Die Patienten, mich eingeschlossen, wünschen sich schnelle Wunder – die Behandelnden wissen, dass die Schmerzen meistens vergehen, wenn man geduldig ist, einfach durch die Zeit oder unter konservativer Therapie. Aber es gibt auch schwerwiegende Funktionsstörungen, oder der Schmerz wird chronisch. Es ist eben kompliziert.

Während des Gesprächs zwischen dem Physiotherapeuten und dem Lesebrillen-Mann verschwand das Lächeln aus dem Gesicht der Batikkleid-Frau, die jetzt gezwungen war, noch länger zu warten, und vermutlich eine Verkürzung ihrer Behandlungszeit befürchtete. Der Physiotherapeut merkte das, aber er war einfach zu freundlich, um den Lesebrillen-Mann abzuwürgen. Nach fünf Minuten verschwand er dann doch mit der inzwischen griesgrämig dreinschauenden Frau.

Zwei stehende Männer blieben zurück. Ich ging zu den Broschüren, dieser Platz war ja jetzt frei. Dann setzte ich mich hin, aber nach ein paar Minuten begann ich, wie üblich hin und her zu rutschen, weil mein Rücken zu sehr schmerzte. Ich stand wieder auf, erneut das Aquarium. Fische jagten durch die Algenbäume, einer drehte sich beim Abäsen eines Astes um 180 Grad auf den Rücken, schwupp, und wieder zurück. Kennen Fische keine Rückenschmerzen? Sie bewegen sich mit schnellen Bewegungen, bei denen ihre Wirbelsäule extrem belastet werden muss. Andererseits wird das Ganze ja durch das Wasser gebremst, sie machen quasi ein Leben lang Aqua-Gymnastik. Ja, vielleicht wäre das Leben im Wasser einfach besser, vielleicht war diese gesamte Eroberung des Landes durch unsere Wirbeltiervorfahren ein einziger großer Fehler, der unweigerlich zu Rückenschmerzen bei 80 Prozent der Menschheit geführt hatte. Während ich die Evolutionstheorie im Kopf um dieses Kapitel erweiterte, trat ein Mann von 1 Meter 90 um die Ecke. «Herr Jötten?»

Der Arzt hatte ein gebräuntes Gesicht, war schlank und sportlich. Er war um die 50, ich stellte mir vor, dass er früher Tennisprofi gewesen war. Die grauen Haare trug er halblang, er wirkte wie die nordische Variante von Bayern-Doc Müller-Wohlfahrt. Er bat mich in sein Sprechzimmer, wo am Schreibtisch schon die Arzthelferin am Computer sein Diktat erwartete.

«Wie kann ich Ihnen helfen?», fragte er.

Ich spulte im Schnelldurchlauf meine Rückenschmerzgeschichte herunter. Als ich erwähnte, dass die letzten Kernspinaufnahmen meines Rückens keinen Befund ergeben hatten, nickte er und sagte: «Das ist hervorragend.»

Das war mir neu. «Ehrlich gesagt, mir wäre manchmal lieber gewesen, man hätte etwas gesehen und mir wäre klar, was die Ursache meiner Schmerzen ist», sagte ich.

«Bei Ihnen ist die Funktion und nicht die Struktur gestört – das heißt, wir können den Schmerz beeinflussen, indem wir daran arbeiten, die Funktion zu verbessern.»

«Das wäre schön ...»

«Ich kann nicht versprechen, dass wir Sie hier behandeln, und danach sind Ihre Schmerzen weg», sagte er. «Aber ich sehe gute Chancen, dass wir bei Ihnen mit unserem Konzept weiterkommen.»

Das war optimistisch, aber weniger vollmundig als zum Beispiel der Osteopath zuletzt, der versprochen hatte, dass ich nach drei Terminen geheilt sei. Das gefiel mir.

Der Arzt begann, mich zu untersuchen. Ich sollte mich rücklings auf die Liege legen und abwechselnd beide Beine strecken, dann auf den Bauch, sodass er auf meinem Rücken herumdrücken konnte. Schließlich sagte er: «Was Sie haben, nennt man funktionelle Instabilität. Auf der rechten Seite fühle ich einen harten Widerstand in dem gefächerten Rückenmuskel, auf der linken Seite falle ich in ein Loch, wenn ich darauf drücke. Sie haben dort keine Grundspannung.»

«Aber ich mache doch seit Jahren Kieser-Training ...»

«Diese Muskeln sind so groß wie Chilibohnen – und die müssen aktiviert werden, müssen dicker werden. Das schafft man nicht mit normalem Gerätetraining, aber mit dem Programm der Segmentalen Stabilisation.»

Direkt im Anschluss hatte ich einen Termin beim Physiotherapeuten, außerdem riet der Arzt mir zu einer Kraftanalyse meiner Muskeln, um mein Gerätetraining zu optimieren. «An Ihrer Stelle würde ich außerdem mit einer von unseren Psychologinnen sprechen ...»

«Sie meinen, es könnte sein, dass ich mir das alles nur einbilde?»

«Nein, nein, es gibt keinen eingebildeten Schmerz, die Frage ist, ob Ihr Schmerz sich schon verselbständigt hat, also, ob er chronisch geworden ist.»

«Na, gut, von mir aus.»

Mit einer Menge Terminen für Körper und Geist verließ ich das Sprechzimmer. Als ich die Tür zum Physiotherapieraum öffnete, stand dort der Mann, der sich eben im Wartezimmer mit dem Lesebrillen-Herrn unterhalten hatte. Er, schlank, Mitte 30, rote Haare, roter Fusselbart, reichte mir die Hand. «Moin», sagte er mit einem Lächeln. «Ich habe mir gerade schon auf dem PC angeschaut, was der Doc diagnostiziert hat. Kommen Sie am besten gleich mit, wir wollen uns Ihre Muskeln erst mal genauer ansehen.»

Ein siezender Physiotherapeut mit Hamburger Slang, das war mal was Neues. Er führte mich in einen fensterlosen Raum, mit einer Liege in der Mitte und einem Ultraschallgerät. Ich legte mich hin, machte den Bauch frei. Er drückte durchsichtiges Gel aus einer Art Ketchup-Flasche auf meinen Bauch. Dann bewegte er den Kopf des Ultraschallgeräts über meinen

Bauch. Auf dem Bildschirm war jetzt weißes Flimmern vor schwarzem Hintergrund zu sehen, der Physiotherapeut hätte mir sagen können, dass da ein Kind in meinem Bauch sei, es wäre mir genauso plausibel vorgekommen wie: «Da sehen Sie den Musculus Transversus, den tiefen Bauchmuskel.» Das sagte er und zeigte dabei auf einen Abschnitt, wo es zwischen zwei weißen Linien recht schwarz schimmerte.

«Jetzt mal den Bauch anspannen», sagte er, während er das Bild auf dem Monitor verfolgte. «Nein, anders, tiefer. Sie müssen quasi alles abwärts des Bauchnabels bis zum After anspannen.»

Ich versuchte es – und siehe da, der schwarze Abstand zwischen den beiden weißen Linien wurde größer.

«Ja, sehr gut, jetzt haben Sie den Tranversus angespannt!», sagte der Physiotherapeut. Das klang, als ob ich schon wahnsinnig viel erreicht hätte – er besaß eine sehr motivierende Art. Aber die Ernüchterung folgte gleich darauf. «Wir zeigen Ihnen hier, wie Sie Ihre Rückenschmerzen loswerden können», sagte er eindringlich. «Aber wenn Sie selbst nichts machen, wird es nicht besser.»

Ich war gewillt, alles dafür zu geben, mal wieder. Diesmal schwor ich mir, dass ich mich durch keine Faulheit der Welt abhalten lassen wollte, nicht wie damals bei der Wirbelsäulengymnastik, schließlich war ich eigens dafür nach Hamburg gekommen.

Der Physiotherapeut führte mich jetzt in einen Behandlungsraum mit Fenstern. Ich sollte mich mit dem Rücken auf die Liege legen, den Bauch frei machen und meine Finger drei Daumenbreiten neben dem Beckenknochen aufsetzen. «Spannen und entspannen – spüren Sie es?»

«Ich bin mir nicht ganz sicher ...»

«Dann mal in den Vierfüßlerstand.»

Ich tat, was er sagte.

«Und jetzt mal schön den Bauch raushängen lassen – ja, das ist eine richtige Plautze, sieht gut aus!»

Diesen Satz hatte ich noch nie in meinem Leben gehört, ich war mir nicht sicher, ob er überhaupt schon mal von einem Menschen gesagt worden war, aber gut. Der Physiotherapeut berührte meinen Bauch mit zwei abgespreizten Fingern. «Jetzt anspannen, ja, super.»

Da stand bzw. kniete ich also wie ein seltsames Tier mit eingezogener Plautze – aber ich wurde gelobt dafür, das machte es erträglich.

Der Physiotherapeut erklärte mir, dass die schräge, tiefe Bauchmuskulatur von den Lendenwirbeln nach vorne führe und im angespannten Zustand die Wirbelsäule stabilisiere. Danach zeigte er mir, wie ich im Vierfüßlerstand ein Bein und jeweils den diagonal gegenüberliegenden Arm wegstrecken solle.

«Puh, da dreht sich die Hüfte mit, das soll nicht sein ...», sagte er. Das ging ja gut los, dabei kannte ich diese Übung, sie gehört zum Standardrepertoire der Wirbelsäulengymnastik. «Ihre Muskelkontrolle ist schlecht», sagte der Physiotherapeut. Er sagte nicht «verbesserungsfähig», «suboptimal» oder irgendetwas anderes Euphemistisches, er sagte wirklich «schlecht». Das tat mir regelrecht weh. Aber es war wohl nur ehrlich.

«Spannen Sie das tiefe System an – damit bekommen Sie die Kontrolle über die Wirbelsäule.»

Ich versagte kläglich, aber dann nach ein paar Wiederholungen, während denen er mit seinem Zeigefinger in meinen Bauch drückte und ich versuchte, dagegen anzuspannen, jubelte er. «Ja, jetzt haben Sie es!»

Mit dem angespannten Bauch fühlte sich die mir schon lange bekannte Übung zum ersten Mal angenehm an – ich spürte, wie ich mit dem Bauch meinen Rücken festhielt. Das Ganze sollte ich zu Hause üben, kein großes Programm, eine Viertelstunde, nicht anstrengend. Das war mir verdächtig – was nichts kostet (Schweiß, Puste), bringt auch nichts, dachte ich. Ich bevorzugte Programme, die mich in kurzer Zeit möglichst fertigmachten, nur so fühlte ich mich, als ob ich etwas getan hätte.

«Ist das nicht ein bisschen – lasch?», fragte ich.

Der Physiotherapeut lächelte. «Das Problem bei Ihnen ist nicht die Kraft, sondern das Gehirn.»

> **Christiane Wilke, sie lehrt und forscht an der Sporthochschule Köln im Fachbereich «Bewegungsorientierte Präventions- und Rehabilitationswissenschaften»**, über *Rückenmuskulatur*:
>
> Die Rückenmuskulatur besteht aus einem oberflächlichen und einem tiefen Anteil. Man sollte beides trainieren, der tiefe Anteil ist aber für Menschen, die Rückenschmerzen haben, noch wichtiger, weil er die Wirbelsäule stabilisiert. Dieses Wissen hat sich erst in den letzten fünf bis zehn Jahren durchgesetzt. Ausgangspunkt war, dass man sah, dass selbst Spitzensportler, die ein sehr gutes Muskelkorsett am Rumpf hatten, enorme Rückenprobleme bekamen.
>
> Längst nicht jedes Training spricht die tiefen Rückenmuskeln an. Mit den großen Maschinen im Fitnessstudio erreicht man sie gar nicht. Man kann die tiefen Rückenmuskeln zum Großteil nicht willentlich anspan-

nen. Sie kontrahieren aber immer als Reflex, wenn die Wirbelsäule kippt oder rotiert. Man muss den Körper also in eine wackelige Situation bringen, um die tiefen Rückenmuskeln zu trainieren, etwa indem man auf einem Petziball sitzt, einen Fuß anhebt und dann versucht, die Wirbelsäule zu stabilisieren. Es helfen auch Dinge, die man schon lange macht, im Vierfüßlerstand diagonal einen Arm und ein Bein ausstrecken zum Beispiel.

Die tiefe Muskulatur an der Lendenwirbelsäule kann man auch willentlich anspannen und trainieren. Noch wichtiger für die Stabilität der Lendenwirbelsäule sind die tiefen Bauchmuskeln – und der Beckenboden, auch für Männer. Die tiefen Muskelsysteme bezeichnet man heute zusammen als «Core Stability». Es ist wichtig, diese zu trainieren, denn wenn man nur die oberflächliche Muskulatur trainiert, bekommt man dort einen Massezuwachs, den die untrainierte tiefe Muskulatur eventuell nicht mehr stabilisieren kann.

23. Rückenschmerzen – Kopfproblem?

Einen Tag später hatte ich meinen Termin bei der Psychologin – das ging so kurzfristig, weil die Sommerferien gerade angefangen hatten und viele ihrer Patienten im Urlaub waren.

«Guten Tag, kommen Sie rein», sagte sie und lächelte.

Die Psychologin sah aus, als käme sie gerade von einem Segeltörn. Sie war groß, blond, gebräunt, Anfang 40 und hatte ein paar Sommersprossen im Gesicht. Sie hätte in einem Familienfilm, der an der Nordsee spielt, die Hauptrolle spielen können. Eine Karrierefrau mit Herz, die in einem reetgedeckten Haus wohnt und alles im Griff hat. Aber natürlich gibt es in einem solchen Film höchstens Ärztinnen, keine Psychologinnen – und auch keine kleinen schmucklosen Zimmer in einer Praxis an einer Hamburger Hauptverkehrsstraße. Draußen rauschte die Straße, die Psychologin schloss das gekippte Fenster. Darunter standen einander gegenüber zwei Ledersessel.

«Bitte nehmen Sie Platz», sagte sie.

«Sie schauen jetzt also, ob meine Schmerzen eine psychische Ursache haben?», fragte ich.

Sie lachte. «So ein Schwarz-Weiß-Maler sind Sie also?»

«Warum schwarz-weiß? Ich denke, Sie werden mir wohl weniger körperlich zu Leibe rücken als der Arzt und der Physiotherapeut?»

«Ja, natürlich, aber es gibt keinen eingebildeten Schmerz, jeder Schmerz ist echt, egal, ob ihm eine klar auszumachende körperliche Ursache zugrunde liegt oder nicht.»

Meine Therapeutin trug schwarze Pumps, ein Riemen

führte über ihre sonnengebräunten Füße. Auf einmal dachte ich, dass es vielleicht seltsam wirken könnte, wenn ich ihre Füße anschaute (Fußfetischist?), oder überhaupt, dass ich auf den Boden starrte (Sozialphobiker?). Bevor sie mir einen psychiatrischen Klinikaufenthalt empfehlen konnte, riss ich meinen Kopf nach oben und blickte ihr direkt in die Augen. Das kam mir aber auch seltsam vor nach ein paar Sekunden. Ich schaute schnell aus dem Fenster.

«Wissen Sie, was das Schmerzgedächtnis ist?», fragte sie.

«Ich habe davon gelesen, aber ich könnte es jetzt nicht definieren ...»

«Wie präsent ist der Gedanke ‹Aufpassen!› in Ihrem Alltag? Was trauen Sie sich nicht zu?»

«Ich würde eine Getränkekiste nie mit krummem Rücken heben, auf die Idee käme ich gar nicht. Das mache ich schon ...»

«Wie lange?»

«Ich kann mich gar nicht daran erinnern, es jemals anders gemacht zu haben.»

«Das ist eine Schonhaltung – mit einem gesunden Rücken brauchen Sie die nicht.»

Michael Pfingsten, Professor für Psychologie und leitender Psychologe der Schmerztagesklinik und -ambulanz an der Uni Göttingen, über *die Psychologie des Rückenschmerzes*:

Für die meisten Menschen bedeutet Schmerz: Da muss etwas kaputt sein, das ist die Ursache. Rückenschmerzen sind aber nicht entweder physisch oder psychisch bedingt, sie sind immer beides. Jeder Schmerz, im Kopf oder im Rücken, hat bei jedem Menschen eine psychische Komponente. Das ist noch nicht im Denken aller Behandler angekommen. Patienten wehren sich zu Recht, wenn sie gesagt bekommen, bei ihnen sei der Schmerz seelisch bedingt, das gehört bei JEDEM dazu. Wenn ich Schmerzen erwarte, wenn ich mich sehr darauf konzentriere, dann werden sie stärker. Wenn ich mich dagegen ablenke, werden sie schwächer. Das bedeutet, dass auch die Persönlichkeit einen großen Einfluss hat.

Lebe ich ständig in Angst, dass meine Schmerzen schlimmer werden, falls ich mich zu sehr belaste, schone ich mich. Der Körper wird schwächer, die Koordinationsfähigkeit nimmt ab, das Miteinander von Muskeln, Sehnen und Knochen wird schlechter – gerade beim Rücken, wo viele Strukturen zusammenarbeiten, ist das fatal. So kann bei einem Vermeider, so nennen wir diesen Patienten-Typus, aus einer normalen Zerrung eine schwere Schmerzsymptomatik werden.

Umgekehrt ist es bei den sogenannten Durchhaltern. Sie finden nicht die richtige Dosierung für körperliche Belastung. Mit 35 haben sie zehn Klaviere am Tag geschleppt, zehn Jahre später sehen sie nicht ein, dass das jetzt nicht mehr funktionieren soll. Ihnen zeigt erst der Schmerz, wenn es zu viel war. In einer Verhaltenstherapie können diese Menschen lernen, besser auf ihren Körper zu achten. Auch den Vermeidern kann eine Psychotherapie helfen, raus aus dem Krankheitsverhalten und zurück ins Leben zu kommen.

Da war ich mit meinem Rückenschmerz unverhofft mitten in eine Psychotherapie geraten. Ich starrte auf den grünen Teppich, zwei Quadratmeter groß, der wie eine Brücke aus Rasen zwischen mir und der Therapeutin lag. Meine Füße bewegten sich unruhig hin und her, robbten vor und zurück, hinterließen Fußspuren in den daumenlangen Flusen.

«Ich bin auch ein bisschen sozial auffällig ...», sagte ich zögerlich.

«Jetzt wird es spannend!»

«Hier in meinem Rucksack habe ich immer so ein Keilkissen ...» Ich zog mein schwarzes Keilkissen aus dem Rucksack.

«Och nein!», rief die Psychologin.

«Ich benutze es nicht mehr sehr oft, aber es ist mir lieber, wenn ich es dabei habe – zur Sicherheit.»

«Sie meinen, Sie würden es herausnehmen, falls der Schmerz kommt?»

«Nein, ich benutze es eher präventiv, wenn mir Sitzgelegenheiten nicht ergonomisch vorkommen.»

«Das ist ein Zeichen für eine Chronifizierung.»

«Ich habe noch mehr zu bieten.»

«Ich höre gebannt zu.»

Ich lüftete mein T-Shirt – die Therapeutin sah erschrocken zu mir herüber. «Keine Angst, ich will mich nicht komplett ausziehen», sagte ich. «Ich wollte Ihnen nur zeigen, dass ich mir angewöhnt habe, diesen Nierengurt zu tragen.» Ich zeigte auf meinen mit Klettverschluss über dem Bauchnabel verschlossenen Angoragurt. «Er hat keine stützende Wirkung, er wärmt nur.»

«Bei 25 Grad? Was sagt unser Physiotherapeut dazu? Der hat doch die Hände über dem Kopf zusammengeschlagen, oder?»

«Er sagte, ich könne das tragen, aber er war nicht so begeistert davon. Er meinte, das hinterließe auch Spuren im Kopf ...»

«Und damit willkommen in der Schmerzpsychologie!»

Durch das viele Sprechen war ich durstig geworden, ich beugte mich zum Rucksack, holte meine Wasserflasche heraus.

«Puh, da bin ich aber erleichtert», sagte die Therapeutin, als sie mich trinken sah. «Als Sie sich zum Rucksack beugten, dachte ich schon, Sie kramen jetzt auch noch den Schmerztropf aus, den Sie immer dabeihaben – für alle Fälle.»

«So schlimm ist es nun auch wieder nicht.» Schmerztabletten waren natürlich auch im Rucksack, zur Sicherheit, aber das verschwieg ich jetzt lieber mal.

«Ihr Denken und ihr Verhalten haben sich durch den Schmerz verändert. Sie vermeiden bestimmte Tätigkeiten, Sie haben sich an diese Dinge gewöhnt, die aber überhaupt keinen Einfluss auf den Schmerz haben.»

So einfach wollte ich mich dann doch noch nicht als Psychowrack klassifizieren lassen.

«Wieso sollte das keinen Einfluss haben?»

«Den Gürtel, den Sie da um den Bauch tragen, den könnten Sie vielleicht eines Tages als Bauch-weg-Gürtel tragen, aber er hat nicht die Funktion, die Sie sich von ihm erwarten.»

«Doch, er wärmt – und besonders gefährlich ist das Sitzen für mich, wenn es mir am unteren Rücken kalt wird. Dagegen hilft der Nierengurt.»

«Das ist so, wie wenn Leute im Sommer den Schirm dabeihaben und sagen: Weil ich den dabeihabe, regnet es nicht.»

«Das wäre ja Aberglaube – bei mir aber geht es um rationale Schmerzprävention, das ist ein Unterschied.»

«Das Schmerzproblem wird durch solche Verhaltensweisen aufrechterhalten. Das Schmerzgedächtnis wird aktiviert.»

Okay, der Nierengurt war ein bisschen spleenig – ich beschloss, öfter auf ihn zu verzichten, außer wenn es kalt sein würde. Ich gab aber an diesem Punkt die Diskussion mit der Psychologin auf, um nicht zu viel Zeit zu verlieren. Ich wollte ja mehr über Schmerzpsychologie erfahren.

«Nach drei bis sechs Monaten ist ein Schmerz eben nicht mehr als Akutschmerz einzuordnen – und bei Ihnen dauert er ja schon bedeutend länger an», sagte sie. «Die Schmerzverarbeitung ändert sich nach einem bestimmten Zeitraum.»

Sie nahm einen College-Block und malte ein Oval auf.

«Sie haben, das braucht man ja für vieles im Leben, ein Gehirn ...»

Sie hörte sich ein bisschen so an, als wäre sie sich nicht sicher, ob ich es wirklich oft benutzte. Ihr Kugelschreiber beschrieb einen scharfen Strich nach unten.

«Ihr Rückenmark – das transportiert die Nervenimpulse in den Kopf.»

Dann malte sie Kreise auf die rechte Seite des Papiers – und verband sie mittels Strichen mit dem Rückenmark.

«Das sind Ihre Sinneszellen, die sind mit dem Rückenmark verbunden – wenn man Sie jetzt aufschneiden würde, dann würde man sehen, dass Sie ganz gut verschaltet sind.» Gut verschaltet, na, wenigstens etwas, ich nahm das mal als Lob und freute mich, dass sie nicht nachschauen wollte, ob das tatsächlich stimmte.

Die Schmerzpsychologie-Vorlesung ging weiter. «Wenn Sie sich beim Kartoffelschälen leicht in den Finger ritzen, reagieren zuerst Ihre Sinneszellen und senden elektrische Potenziale über die Nervenbahn», sagte sie. «Erst im Gehirn wird diese Elektrizität entschlüsselt, und es entsteht das, was Sie als Schmerz empfinden.»

Irgendwie klar, aber darüber hatte ich tatsächlich noch nie nachgedacht.

«Wenn Sie sich beim Kartoffelschälen in den Finger schneiden, sind Sie vielleicht belustigt oder verärgert – der Schmerz ist also mit einer Emotion verbunden.»

Sie malte jetzt Pfeile in den Schädel, viele Pfeile, kreuz und quer. Anscheinend stellte sie sich das, was in meinem Kopf passierte, ziemlich konfus vor.

«Je länger der Schmerz andauert, desto mehr verbindet das Gehirn Schmerz und von diesem hervorgerufene Emotionen. Außerdem verknüpft es auch die Erfahrungen vergangener Schmerzepisoden, also zum Beispiel, was danach Negatives passiert ist, mit dem Schmerz.»

Sie schaute von dem Block auf und mir in die Augen. «Wenn der Schmerz chronisch wird, dann läuft bei Ihnen sofort ein Gedankenkino ab. Es geht nicht mehr nur um den Schmerzreiz an sich, entscheidend ist, was das Gehirn daraus macht.»

Großes Kino war das bei mir, so groß, dass ich nicht mal im Kino ruhig sitzen konnte.

Dann erklärte die Psychologin mir, dass Schmerzrezeptoren mit der Zeit überempfindlich werden. «Man hat Menschen, die wie Sie seit langer Zeit Rückenschmerzen haben, und Menschen, die keine haben, in die MRT-Röhre geschoben – man konnte sehen, dass das Gehirn auf den gleichen Reiz bei Schmerzpatienten viel aktiver reagiert hat.»

«Eigentlich schade, sonst stumpft doch alles ab, was ständig genutzt wird ...»

«Aber die Natur kann mit chronischen Schmerzen nichts anfangen. Unsere Vorfahren, die vor Millionen Jahren Rückenschmerzen hatten, sind schlichtweg gestorben. Wir haben

Krankenhäuser, wir haben Therapien, wir haben Schmerzmittel, das gab es früher einfach nicht.»

«Sie meinen, die Evolution hätte Typen wie mich in früheren Zeiten eliminiert?»

«Nehmen Sie es nicht persönlich – Sie leben ja im Heute und nicht vor Millionen von Jahren!»

Aber sollten dann nicht alle Menschen mit chronischen Rückenschmerzen aussortiert worden sein und es heute die Spezies Rückenschmerzpatienen gar nicht mehr geben? Egal, es ging mir ja tatsächlich nicht um die graue Vorzeit, sondern um das Hier und Jetzt. Deshalb fragte ich: «Kann es sein, dass meine Rückenschmerzen daher kommen, dass ich zu angespannt auf meinem Schreibtischstuhl sitze und sich deshalb meine Muskeln verkrampfen?»

«Ich kann Ihnen anbieten, dass wir eine Biofeedback-Untersuchung machen, um das herauszubekommen.» Sie gab mir einen Termin dafür in zwei Tagen, und ich verabschiedete mich.

Michael Pfingsten, Professor für Psychologie und leitender Psychologe der Schmerztagesklinik und -ambulanz an der Uni Göttingen, über *Stress und Rückenschmerzen*:

Herr Pfingsten, kann Stress zu Rückenschmerzen führen?
Stress führt zu körperlicher Erregung und deshalb unter anderem zu erhöhter Muskelspannung. Wenn Stress länger anhält – und damit auch die Muskelspannung –, kann daraus Schmerz entstehen. Stress gehört zum Leben, aber wenn er zum Dauerzustand wird, ist

er ein Risikofaktor, auch für Rückenschmerzen. Zum Beispiel, wenn man unter Termindruck angespannt in der gleichen Körperposition acht Stunden am Tag am Schreibtisch ausharrt. Das führt mit hoher Wahrscheinlichkeit zu Nacken- oder Rückenschmerzen.

Es trifft bevorzugt Leute, die besonders fleißig und gewissenhaft sind?
Menschen, die alles perfekt machen wollen – das führt zu ständiger Überbeanspruchung von Strukturen wie Bändern und Sehnen. Die Psyche löst körperliche Prozesse aus. Aus dem Verhalten entsteht so Schmerz.

Was kann man dagegen tun?
Da helfen weder Wirbelsäulenoperation noch Massage – man muss selbst etwas tun. Das ist schwieriger für den Patienten, als sich in die passive Rolle zu begeben. Aber in so einem Fall hilft nur, zu schauen, wo liegen die Gründe? Müssen es immer 150 Prozent sein? Warum kann ich mich nie zurücknehmen? Daran kann man arbeiten. Und auch am Verhalten: Was spricht dagegen, vom Schreibtisch aufzustehen und zwischendrin eine Dehnübung zu machen?

Wie wirkt sich Kummer auf Rückenschmerzen aus?
Kummer, Trauer und Depressionen verstärken Rückenschmerzen. Das liegt u. a. daran, dass Schmerz immer eine emotionale Seite hat. Wenn man zusätzlich an etwas anderem leidet, ist auch der Leidensaspekt des Schmerzes erhöht. Deswegen ist Schmerztherapie häufig auch antidepressive Therapie.

Wie funktioniert die Therapie?

Schmerztherapie ist aktivierende Therapie, nicht nur in körperlicher Hinsicht, sondern auch in psychosozialer Hinsicht. Es werden Strategien gelehrt, um raus aus dem Krankheitsverhalten rein ins Leben zu kommen. Die Techniken setzen im Denken an: Wie findet man aus Gedankenspiralen raus, die einen nur noch im Schmerz verhaften lassen? Und es gibt Techniken, mit denen man sein Verhalten ändern kann, sodass man aus diesem Schmerzverhalten rauskommt.

Ist es Schmerzverhalten, wenn man ständig ein Keilkissen mit sich führt?

Es könnte ein solches Symptom sein – ich hatte letzte Woche einen Patienten, der führte seit drei Jahren bei jeder Gelegenheit ein Keilkissen mit sich herum. Es ist aber ungünstig, sich mit einer Maßnahme zu helfen, die von außen kommt, um den Körper zu stabilisieren. Die richtige Frage ist: Wie kann ich meine körperliche Belastungsfähigkeit verbessern? Jemand, der ständig ein Keilkissen mit sich herumträgt, sollte lieber ein Sitztraining mitmachen, damit die Muskulatur selbst die Aufgabe des Stabilisierens übernehmen kann.

Wo gibt es denn bitte ein Sitztraining?

Das gehört zu den Methoden der Physiotherapie und ist in der modernen Rückenschmerztherapie unerlässlich.

24. Idiotensichere Rückengymnastik

Vor dem Biofeedback hatte ich aber erst mal meinen nächsten Physiotherapietermin.

«Na, wie geht's?», fragte der Therapeut, wie immer schwungvoll gut gelaunt. «Abgesehen davon, dass von dem bisschen Üben seit dem letzten Mal keine Wunder zu erwarten sind.»

Er hielt ein Blutdruckmessgerät in der Hand.

«Es geht ganz gut», sagte ich. «Aber vermuten Sie jetzt Bluthochdruck als Ursache meiner Schmerzen?»

Er lächelte. «Nein, damit kann ich überprüfen, wie gut Sie geübt haben – bitte auf den Rücken legen.»

Es zeigte sich, dass das Gerät umgebaut worden war. Statt einer aufblasbaren Manschette, die beim Blutdruckmessen um den Arm gelegt wird, hatte es nur ein Kissen, das mit Luft aufgepumpt werden konnte. Die Skala zeigte den Druck im Kissen. Der Physiotherapeut schob es unter meinen Rücken.

«Jetzt die tiefen Bauchmuskeln anspannen.»

Weil dadurch mein Rücken nach unten gedrückt wurde, stieg der Druck im Kissen.

«Jetzt das linke Bein ausstrecken ...»

Daraufhin sackte der Druck ab, weil das Anheben des Beins bewirkte, dass mein Rücken sich in Richtung Hohlkreuz bewegte.

«Nicht gut geübt? Wenn Sie die tiefen Bauchmuskeln stark anspannen würden, bliebe der Druck konstant.»

Es dauerte ein paar Minuten, bis ich das Prinzip verstanden hatte, aber dann streckte ich das Bein aus und schaffte es, den

Druck konstant zu halten. Das hatte mir immer gefehlt bei gymnastischen Übungen – eine direkte Erfolgskontrolle. Ich hatte sonst auch geübt, so, wie es mir Personal-Trainer und frühere Physiotherapeuten gezeigt hatten. Aber zu Hause war ich mir nie sicher gewesen, ob ich die Übung wirklich richtig ausführte. Das war ein Grund dafür, dass ich immer wieder mit der Rückengymnastik aufgehört hatte. Jetzt aber hielt ich ein Messgerät in der Hand, das mir einen Druck angab – wie beim Autoreifenaufpumpen! Das war doch mal Gymnastik für Männer und Bewegungslegastheniker, das würde ich vielleicht durchhalten können. Ich bestellte mir bei dem Physiotherapeuten sofort ein Messgerät, das Rückenzentrum besorgte es von einem Orthopädie-Geschäft.

Natürlich gab es dann doch noch böse Übungen, deren Ablauf ich nicht mit einem Gerät kontrollieren konnte – aber indem ich mit der rechten Hand ebenjene Bauchmuskeln fühlte während der Übung.

«Ja, super, sieht gut aus!», sagte der Physiotherapeut. «Geben Sie mir doch mal Ihr Handy, ich mache einen Film von Ihnen.»

Langsam sah es aus, als ob ich mein Herz für die Gymnastik entdecken würde. Der Physiotherapeut erkannte meine neue Leidenschaft sofort. «Ziehen Sie mal die Bux an», sagte er. «Wir gehen rüber in den anderen Raum, dort zeige ich Ihnen etwas.»

Ich zog meine kurze Sporthose an und folgte ihm auf Socken, am Aquarium vorbei, vor dem mal wieder eine Frau stand, und vorbei an der Rezeption. Niemand schaute erstaunt, Typen in Socken und kurzen Hosen tauchten hier wohl häufiger auf. Der Physiotherapeut öffnete eine Tür. Dahinter lag ein Sportraum, Matten auf dem Boden, eine Kletterwand in einer Ecke und große Spiegel an den Wänden. Ich sollte mein T-Shirt ausziehen und auf einem Hocker Platz nehmen.

«Feedback über einen Spiegel ist immer gut», sagte er. «Hüfte nach vorne rollen – sehen Sie, dass sich Ihr Brustbein dabei hebt?»

Ich sah vor allem einen Typen, der mit nacktem Oberkörper und angestrengtem Gesichtsausdruck auf einem Hocker hin und her kippte. Es dauerte einen Moment, bis ich genügend inneren Abstand gefunden hatte, um mich auf mein Brustbein zu konzentrieren – tatsächlich, es hob sich, und mit vorgerolltem Becken sah meine gesamte Haltung aufrechter aus. Gerade als ich mich an meinen seltsamen Anblick gewöhnt hatte, sagte der Physiotherapeut: «Wenn Sie jetzt ein hohles Gefühl haben, dann ist das richtig.»

Das hatte ich! Eine hohle Frucht, ein Hohlroller, ein hohles Brot! Nach meinem Sprachverständnis jedenfalls bedeutete hohl so viel wie hirnlos, und tatsächlich kam ich mir bei diesen Übungen ein bisschen so vor. Ich stoppte das Hüftkippen – «Bitte?».

«Sie sind zu wenig im Hohlkreuz», antwortete er. «Sie müssen das Becken so weit nach vorne kippen, dass Sie das Gefühl haben, im Hohlkreuz zu sein – und dann mit den Bauchmuskeln gegenspannen, dann haben Sie eine für Skelett, Muskeln und Bänder ökonomische Haltung.»

Jetzt verstand ich und konnte durch das Spiegelbild auch seine Worte nachvollziehen. Er kam zu mir und drückte meine Schultern nach unten. Zum ersten Mal hatte ich das Gefühl, gerade und gleichzeitig entspannt zu sitzen.

Das hatte ich gebraucht: dass ich mich sehe, während ich mich bewege, dass mich zusätzlich jemand in die richtige Position drückt. Die Botschaft von der aufrechten Haltung, die ich schon oft gehört hatte, war sonst einfach irgendwo zwischen Gehirn und Bewegungsapparat versandet. «Bauch rein – Brust raus», war eine Floskel gewesen, die ich unzählige Male gehört und die sich deshalb abgenutzt hatte. Sie hatte nur dazu geführt, dass ich für einen Moment krampfhaft die Schultern nach oben gezogen und mich so aufgerichtet hatte. Das war mir aber schnell zu anstrengend gewesen. Sobald ich nicht mehr bewusst an meine Haltung dachte, fiel ich wieder in meine gewohnte Position zurück – das hatte wohl selten länger als eine Minute gedauert.

Jetzt verstand ich: Die Hüfte nach vorne, das richtete das Kreuz auf, die tiefen Bauchmuskeln hielten dagegen, die Schultern wurden nicht nach oben gezogen, sondern hingen ganz entspannt weiter unten. Ich spürte: Gerade und entspannt sitzen, das ging.

> **Reiner Gradinger, Professor für Orthopädie und Ärztlicher Direktor des Klinikums rechts der Isar der Technischen Universität München, über *die richtige Stabilisation des Rückens*:**
>
> *Welche Muskulatur ist die wichtigste für den Rücken?*
> Eine Balance zwischen Bauch- und Rückenmuskulatur sollte erreicht werden. Wenn Sie durch die Straßen gehen, sehen Sie, dass diese bei sehr vielen Menschen fehlt. All die Hängebäuche, das ist irre. Da ist kein Muskel – und dann hängt der Bauch vorne raus. Der Rücken muss dann das Gewicht des Bauchs halten, die Rückenmuskulatur schafft das nicht, deshalb fallen die Leute ins Hohlkreuz. Durch die Zugbelastung schlie-

> ßen sich die Facettengelenke, durch die die Wirbel verbunden sind. Sehnen und Bänder werden überlastet.
>
> **Was kann man dagegen tun?**
> Man muss sich stabilisieren. Es gibt ganz einfache Übungen: den Bauchnabel einziehen in Richtung Wirbelsäule, eine Minute halten, wieder lösen. Das ist ein gutes Training und nimmt Patienten sogar oft spontan Schmerzen. Es gibt viele Verfahren wie Pilates oder Yoga, mit denen man die muskuläre Stabilisation trainiert. Wie man das nennt, ist egal. Ich persönlich fand Pilates super, weil es einen muskulären Aufbau gemacht und gleichzeitig den Gleichgewichtssinn gefördert hat. Aber jeder Sport ist besser als kein Sport.
>
> **Wenn man mit Dehnübungen und Muskelanspannung Rückenschmerzen verringern kann – spricht das dafür, dass das Problem auch hier liegt?**
> Rückenschmerzen können muskulärer Art sein, aber noch wichtiger ist: Man kann durch Stärkung der Muskulatur Probleme beseitigen, deren Ursache man nicht genau kennt, weil man so die Wirbelsäule stabilisieren kann.

Am Nachmittag, es war der dritte Tag meines Aufenthalts, stand ich in einem Kraftraum innerhalb des Rückenzentrums und wartete auf die Sporttherapeutin. Ich war ein paar Minuten zu früh und schaute mich um. Kraftmaschinen, Gewichte klackten, ein Mann wohl um die 80 ging auf Krücken an mir vorbei, seine Arme zitterten. Eine adrette Dame um die 60 spannte sich durch beherztes Drehen an einer Kurbel fest in einem Gerät ein. Wenn das möglich ist, war diese Fitnessabteilung noch etwas mehr Reha als Kieser-Training. Dann kam eine blonde Frau auf mich zu, ärmelloses Top, gut sichtbarer Bizeps unter gebräunter Haut. «Ich bin Anna», sagte sie und drückte mir die Hand.

Anna führte mich weg von der Trainingsfläche, um die Ecke standen ebenfalls Geräte, aber vereinzelt und durch Kabel mit Steckdosen verbunden.

«Hier haben wir die Analyse-Tools», sagte Anna. «An vier Geräten messen wir hier deine Kraft im Rückenstrecker, in der Bauchmuskulatur, der Seitneigung und der Rotation.» Sie bat mich auf das erste Gerät, rollte einen Computer heran und schloss ihn an die Kraftmaschine an. Nebenan stöhnte ein gutgebräunter Mann Mitte 30 mit schwarzem, nach hinten gegeltem Haar und gepflegtem Dreitagebart an der Rotationsmaschine. Man hätte ihn für einen Italiener halten können, aber dann sagte er mit breitem Hamburger Slang: «Ey, wadde ma, hier die Bauchmuskelmaschine, da können wir auch ma ran ...»

«Nein, warum?» Die Therapeutin, die ihn begleitete, eine Frau Mitte 20, schüttelte verständnislos den Kopf. «Der Bauch ist gerade das, was wir bei dir nicht trainieren müssen.»

«Doch, doch, doch!»

«Für deinen Sixpack, oder was?»

«Der Bauchmuskel ist doch der wichtigste Muskel für den ganzen Körper!»

«Der wichtigste Posermuskel, oder was meinst du?»

«Nein, für das Stabilisierungsdings.»

«Ja, aber man muss auch beachten, wie stark er schon ist ...»

«Der ist megawichtig!»

«Im Bauch hast du aber keine Defizite – weil du den schon länger trainiert hast wie verrückt. Ich zeig dir jetzt eine Übung für den unteren Rücken ...»

Die Sixpack-Gehirnwäsche der Männermagazine: Bei dem Kollegen hatte sie wohl Spuren hinterlassen. Hatte wohl gar nicht mitbekommen, der Arme, dass es doch um die tiefe Bauchmuskulatur ging und wie man sie ansteuert – ein Wissen, das ich seit ganzen zwei Tagen hatte, und ich fühlte mich schon überlegen. Aber jetzt war keine Zeit mehr, über andere nachzudenken, jetzt war ich dran zu beweisen, wie stark ich war. Ich saß leicht vornübergebeugt, eingespannt in ein Gerät.

«Die Messung erfolgt isometrisch, das heißt, der Hebelarm wird arretiert, und du drückst mit deinem Rücken dagegen so fest du kannst, okay?»

Ich nickte.

«Und eins: Kontakt aufnehmen», raunte sie, dann wurde ihre Stimme lauter: «Zwei: anfangen zu drücken, und drei: maximaler Druuuuck!»

Anna feuerte mich jetzt lauthals an, aber nicht wie einen Erwachsenen, sondern in einer Tonlage, mit der man Kinder ermutigt, die zum ersten Mal vom Beckenrand springen. Doch diese Geringschätzung meiner Kraft sollte ihr gleich vergehen. «Der Wert beträgt 235, das ist ziemlich gut ...», murmelte sie.

Danach ging es etwas bergab, mein Bauch war nicht ganz so stark wie mein Rücken, Rotations- und Seitneigungsmuskulatur auch nicht, sie waren ebenfalls nicht ganz ausgeglichen in beiden Richtungen.

Bei der Analyse zeigte sich, dass ich im Vergleich mit Männern im gleichen Alter und mit gleichem Körpergewicht ziemlich gut abgeschnitten hatte. Anna sagte: «Das sieht gar nicht schlecht aus – trotzdem könntest du noch versuchen, den Bauch gegenüber dem Rücken etwas aufzutrainieren und die Kraft zwischen linkem und rechtem Rotationsmuskel und Seitneiger auszugleichen.»

Sie verabschiedete mich mit einem Lächeln und dem Versprechen, meine Daten sofort an Arzt, Physiotherapeut und Psychologin weiterzugeben.

Dieses Ergebnis gab ich natürlich selbst gern weiter.

«Sie waren gestern beim Krafttest?», fragte mich der Physiotherapeut am folgenden Tag.

«Tja, ich bin ziemlich stark», antwortete ich, betont beiläufig. «Gerade Rücken- und Bauchmuskulatur sind ziemlich gut.» Ich konnte mir dabei ein Grinsen nicht verkneifen. Ich war jetzt stark, amtlich beglaubigt. Es gab seitdem kaum einen Tag, an dem ich das niemandem erzählte.

Der Physiotherapeut schaute sich das Blatt mit der Auswertung an, schüttelte den Kopf.

«Wusste ich's doch», sagte er. «Die Ursache Ihrer Probleme ist nicht die oberflächliche Muskulatur, da können Sie endlos weiter bei Kieser trainieren, ohne dass sich etwas verbessert. Sie haben, wie viele andere, ein Bewegungs-Kontroll-Defizit, weil Sie verlernt haben, die tiefe Muskulatur zu benutzen.»

«Wie soll das zu Schmerzen führen?»

«Sie benutzen ständig Strukturen für etwas, für das sie nicht gebaut sind. Das führt zu Überlastung und zu diesem brennenden Schmerzgefühl, das Sie beschreiben.»

War das das Ende meiner Suche? Es hörte sich zumindest plausibel an, aber wie viele Theorien hatte ich schon von meinem Physiotherapeuten zu Hause gehört? Sehr viele. Ich wollte Erfolge sehen, sonst half mir eine neue Theorie nichts.

Christiane Wilke, sie lehrt und forscht an der Sporthochschule Köln im Fachbereich «Bewegungsorientierte Präventions- und Rehabilitationswissenschaften», über *die Wirksamkeit von Krafttraining gegen chronische Rückenschmerzen*:
Es gibt eine berühmte Studie aus der Schweiz, in der verglichen wurde, inwiefern Physiotherapie, Krafttraining an Geräten und Aerobic den Rückenschmerz reduzieren. Man hätte erwartet, dass die Kräftigungstherapie oder die Physiotherapie am wirksamsten sei. In Wirklichkeit zeigte sich: Am effektivsten war Aerobic, weil die Leute daran am meisten Spaß hatten und nicht so schnell damit aufgehört haben. Man weiß heute, dass unspezifische Rückenschmerzen, die chronisch sind oder immer wieder auftauchen, ein biopsychosoziales Problem sind – und die Biologie ist dabei vielleicht sogar die geringste Komponente. Deshalb helfen auch Sportarten gegen Rückenschmerzen, von denen man das gar nicht annehmen würde. Wenn jemand Spaß hat am Tennisspielen, am Skifahren, dann geht es ihm damit besser. Unter Umständen macht es jemanden todunglücklich, wenn man ihm das Tennisspielen verbietet. Gerade bei unspezifischen Rückenschmerzen ist es das Verkehrteste, was der Arzt machen kann, dem Patienten zu sagen, er solle das sein lassen, was ihm Spaß macht.

25. Die Bombe platzt

Die Psychotherapeutin holte mich an der Rezeption ab, begrüßte mich mit einem Lächeln und einem Händedruck. «Sie hatten gestern Ihre Analyse?»

Aus dem Mund einer Psychologin hörte sich das nach Psychoanalyse an.

«Kraftanalyse!», sagte ich.

«Wie ist sie gelaufen?»

«Ich bin total stark, wahrscheinlich Folge des Kieser-Trainings!»

«Die Kraft ist da, die Frage ist, wie gut ist Ihre Stabilität. Das ist das, was Sie hier lernen.»

«Tja, aber jetzt bin ich ja bei Ihnen, jetzt geht es wohl um meine Psyche?»

«Heute geht es um den Zusammenhang von beidem – ich möchte Ihnen mittels Biofeedback zeigen, wie das zusammenhängt.»

Sie führte mich zum Schreibtisch, auf dem ein aufgeklappter Laptop stand. Dann nahm sie ein zigarettenschachtelgroßes Gerät und einen Bund Kabel in die Hand.

«So, dann werde ich Sie mal verkabeln – wo ist der Schmerz?»

Es fühlte sich seltsam an, in einem normalen Büro die Hose aufzuknöpfen, aber ich musste es tun, um ihr zu zeigen, wo meine Schmerzpunkte waren: am Rücken, kurz unterhalb der Gürtellinie. Dafür musste ich den Bund der Unterhose einen Zentimeter nach unten schieben. Dann klebte sie mir Elektroden auf die Schmerzpunkte und eine Referenz-Elektrode ein

Stück oberhalb auf die Wirbelsäule. Die Kabel steckte sie in das kleine Gerät. Außerdem wickelte sie ein Band um meinen linken Zeigefinger, auch dieses wurde mit einem dieser zigarettenschachtelgroßen Geräte verbunden.

«Immer auf den Bildschirm schauen, ich bin in sechs Minuten zurück – keine Angst, es passiert nichts Schlimmes!» Sie ging raus.

«Bitte ununterbrochen auf den Monitor schauen!», stand auf dem Bildschirm, darunter befand sich der Start-Button. Ich drückte – und auf dem Bildschirm erschien ein breiter Sandstrand, dahinter versank am Horizont die Sonne im Meer. Die Wasseroberfläche war sanft gewellt und glänzte golden im Abendlicht. Dazu spielte der Computer asiatische Musik, eine süßliche Akkordsoße aus dem Keyboard, darüber sanfte Harfenklänge, langsam geklimpert. Ich sollte mich entspannen, hieß das wohl.

Tatsächlich spürte ich, wie ich nach Sekunden schon tiefer und langsamer ein- und ausatmete. So einfach gestrickt war ich also, ich hätte mir gewünscht, etwas weniger berechenbar zu sein. Ob Sonnenuntergänge und diese Mucke wohl auf Menschen aller Kulturen entspannend wirkten? Ob das genetisch bedingt war? Oder ob es auf Angehörige von Völkern, die im Abendlicht zur Jagd gingen, vielleicht sogar ein Stressfaktor war? Ja, vielleicht löste ein Sonnenuntergang auch bei Menschen, die nur Nachtschicht arbeiteten, Stress aus? Wahrscheinlich würde dieses Szenario auf Menschen, die das Attentat von Bali miterlebt haben, nicht wirken. Da hatte die Psychologin wirklich Glück gehabt, dass ich nicht zu all jenen Gruppen gehörte.

Diese Fragen beschäftigten mich, während minutenlang das Strandfoto zu sehen war und ich immer tiefer atmete –

dann plötzlich erschien auf dem Bildschirm eine Zeichnung: die Comicversion einer Bombe. Mit einem Countdown in der linken oberen Ecke, der sofort begann, 30 Sekunden in Richtung null herunterzuzählen. Tickticktick. Ich bin ein Mensch, der durchaus weiß, was Angst ist – aber diese Comicbombe sollte jetzt bei mir Stress auslösen? Grotesk, ich musste innerlich lachen. Nein, ich fühlte mich weiterhin gut. Dann drei, zwo, eins – Explosion, ein Schrei, der Bildschirm verwandelte sich in ein schwarzes Inferno. Der Bildschirm, nicht der Raum wohlgemerkt. Ich war immer noch nicht gestresst. Nach ein paar Sekunden erklang die Musik, und der Sonnenuntergang war wieder zu sehen. Ich atmete jetzt noch tiefer. Dann war der Test vorbei, es erschien wieder das ursprüngliche Desktop-Bild. Es klopfte an der Tür, und meine Psychologin stand wieder im Raum.

«Es tut mir leid», sagte ich. «Ich war gar nicht gestresst.»

«Das werden wir sehen auf den Kurven», sagte sie mit einem wissenden Lächeln.

Sie klickte auf dem Bildschirm, ein Diagramm mit mehreren Kurven erschien. «Wir sehen hier in Gelb den Hautleitwert, ein Maß für die Schweißbildung. Das ist ein Anhaltspunkt, ob Ihr vegetatives Nervensystem eher aktiviert war oder nicht.»

Die Kurve fiel ab, ich hatte mich bei der kitschigen Musik sehr gut entspannt. «Aber hier beginnt der Countdown, man sieht, dass der Wert ansteigt, noch mal stärker bei der Explosion», sagte sie.

«Vielleicht ist das Ganze etwas zu sensibel?», fragte ich. «Wenn ich nie gestresster wäre als dabei, dann wäre mein Leben langweilig. So entspannt wie beim Anblick der Comicbombe war ich selten in meinem Leben.»

«Ich habe hier öfter Menschen sitzen, die behaupten, ganz

ruhig zu sein, und bei denen die Werte dann nach oben schießen. Lassen Sie uns noch den Puls anschauen ...»

Sie klickte eine andere Kurve auf dem Bildschirm an – beim Auftreten der Bombe tat sich: nichts.

«Sie haben eine Herzfrequenz von 63 Schlägen pro Minute, der Wert hat sich auch nicht verändert während des Countdowns. Das entspricht Ihrem Empfinden, das hat Sie nicht wirklich aus der Ruhe gebracht.»

Es hatte also jetzt zahlreiche Messtechniken gebraucht, um zu beweisen, was ich schon gespürt hatte: Eine Comicbombe, ein bisschen «Ticktick» und ein Knall aus dem Laptop-Lautsprecher waren kein Stressfaktor für mich. Und ob mein Rücken darauf mit Anspannung reagiert hatte, ließ sich nicht beurteilen – die Ableitung per Elektrode hatte nicht funktioniert. Ich halte es allerdings für ausgeschlossen, dass mein Rücken stärker auf gezeichnete Bomben reagiert als mein Kopf.

Die Psychologin wechselte das Gerät aus, mit dem mein Rücken verkabelt war. «Wir schauen uns jetzt an, wie aktiv Ihre Rückenmuskulatur beim Sitzen ist.»

Vor mir auf dem Bildschirm war schon wieder ein Strand zu sehen, diesmal ein Bassin von blaugrünem Wasser, dahinter Palmen, am Horizont versprengt kleine Südseeinseln. Vor diesem Hintergrundbild schlängelten sich zwei grüne Zackenlinien über den Monitor, ähnlich wie eine EKG-Kurve, jeweils eine für meine beiden Rückenstrecker. Es war ein obskures Bild: Muskelspannung vor Südsee-Postkarten-Panorama. Aber es passte in seiner Widersprüchlichkeit irgendwie. Ja, mein Leben könnte so schön sein – wenn nicht die Rückenschmerzen alles überlagerten.

«Haben Sie das Gefühl, dass Sie entspannt sitzen?»

«Dieses Gefühl kenne ich nicht.»

«Interessant – links ist die Aktivität viel größer.»

«Dort sind die Schmerzen auch stärker.»

«Spannen Sie mal die tiefe Bauchmuskulatur an.»

Das machte ich – und tatsächlich gingen die Amplituden der Kurven stark herunter. Allerdings waren sie beim linken Rückenstrecker immer noch höher als auf der rechten Seite.

«Jetzt mal die Augen schließen, tief atmen und im Rücken entspannen», sagte die Psychologin.

So ließ sie mich etwa drei Minuten sitzen.

«Konnten Sie sich entspannen?», fragte sie dann.

«Generell schon, im Rücken weniger ...»

Sie zeigte mir das Diagramm auf dem Bildschirm.

«Das ist Ihre linke Seite: Was man hier sehen kann, ist, dass Sie in der Entspannung Ihre Muskelaktivität deutlich senken konnten. Das war gut!»

Ich konnte an der Skala ablesen, dass die Werte tatsächlich von 15 Mikrovolt bei normalem Sitzen auf 2 Mikrovolt bei Entspannung zurückgegangen waren.

«Dieser Gedanke: ‹Ich kann nicht sitzen›, ist natürlich in Ihrem Kopf drin, aber wir sehen hier: Das entspricht nicht den biologischen Tatsachen, Sie können sich entspannen.»

«Aber ich habe doch dieses Brennen. Sie meinen, ich nehme es nicht richtig wahr?»

«Streichen Sie das Wort ‹Einbildung›, das gibt es nicht in der Psychologie. Der Rückenmuskel ist nur nicht so angespannt, wie Sie das empfinden – was ja eine gute Nachricht ist.»

«Wobei ich nicht genau weiß, ob es der Muskel ist, der mir wehtut oder etwas anderes.»

«Aber Sie merken zum Beispiel auch, dass sich der Rücken besser anfühlt, wenn Sie das tiefe System anspannen – und wir sehen den Effekt hier auf dem Bildschirm. Sie können jetzt also den Rückenstrecker entlasten, indem Sie die tiefen Bauchmuskeln anspannen ...»

«Das wird auf Dauer anstrengend.»

«Richtig, das hält kein Mensch aus, aber es ist eine Position, die Sie zwischendrin mal einnehmen können – wechseln Sie die Sitzposition öfter.»

Sie zog die Jalousie wieder hoch, meine Zeit bei der Psychologin war abgelaufen.

«Trainieren Sie erst mal Ihr tiefes System», sagte sie zum Abschied. «Wenn das noch nicht ausreicht, um beschwerdefrei zu werden, dann könnten Sie zum Beispiel Muskelentspannung erlernen. Melden Sie sich dann – alles Gute!»

> **Michael Pfingsten, Professor für Psychologie und leitender Psychologe der Schmerztagesklinik und -Ambulanz an der Uni Göttingen, über *Biofeedback*:**
> Biofeedback ist eine sehr gute Methode, um dem Patienten die Verbindung zwischen Körperreaktionen und Psyche zu verdeutlichen, die für viele Menschen schwer zu verstehen ist. Beim Elektromyographie-Biofeedback werden Elektroden an die Muskeln angelegt. Die Muskelspannung wird gemessen und elektrisch umgewandelt in ein optisches oder akustisches Signal, zum Beispiel eine hohe Muskelspannung in einen hohen Ton. Dann sehen oder hören Patienten quasi ihre Muskelspannung. Wenn man sie dann unter Stress setzt, indem man ihnen z. B. eine schwierige Aufgabe gibt, dann hören oder sehen die Patienten selbst, wie sich ihre Muskelspannung verändert. Man kann damit

wunderbar zeigen, wie der Körper auf psychische Zustände reagiert. Damit kann man zum Beispiel Patienten trainieren, indem man ihnen die Aufgabe gibt, die Muskelspannung möglichst niedrig zu halten. Auf diese Weise kann man lernen, Muskelspannungen wahrzunehmen und selbst zu beeinflussen.

26. Endlich schmerzfrei –
zumindest im Sitzen

Zum Abschluss der Woche im Rückenzentrum hatte ich noch mal einen Termin beim Arzt, der sich sehr freute, dass die Segmentale Stabilisation schon Wirkung zeigte. Dann hatte ich die letzte halbe Stunde mit meinem Physiotherapeuten – wir wiederholten alle Übungen, damit ich sie auch sicher zu Hause würde ausführen können. «Haben Sie geübt – die Filme, die wir gedreht haben, sind doch super, oder?»

«Der Hauptdarsteller macht nicht immer eine gute Figur – zum Glück gibt es da diese allmächtige Stimme aus dem Off, die alles erklärt.»

«Sie machen das schon ganz ordentlich – darf ich die Filme haben für meine Kollegen?»

«Warum?»

«Sie sind noch jung, Sie sind eigens für die Therapie hierhergekommen. Das ist einfach ein gutes Lehrvideo.»

Mir war zwar nicht ganz wohl bei der Sache, aber ich stimmte zu.

Manchmal stelle ich mir vor, wie sie da sitzen in Hamburg und sich kaputtlachen über den Typen, der mit nacktem Oberkörper vor dem Spiegel krampfhaft versucht, gerade zu sitzen. Aber wenn diese Videos dazu beitragen sollten, dass Menschen ihre Rückenschmerzen loswerden, soll es mir recht sein. Mir jedenfalls haben diese seltsamen Übungen sehr geholfen.

Monate später. Ich sitze am Schreibtisch und schreibe dieses Buch. Ich berühre meinen Bauch, kein Angoragurt drum herum, er ist angespannt, ich sitze aufrecht – und ich habe keine Schmerzen beim Sitzen! Seitdem ich gelernt habe, meine tiefen Bauchmuskeln einzusetzen. Die Schmerzen beim Sitzen waren mein größtes Problem gewesen, jetzt ist es gelöst – und es war so einfach! Ich könnte sauer sein über all die Jahre, die ich vergeblich zu Ärzten und Therapeuten gerannt bin, aber ich bin einfach nur froh. Das Programm der Segmentalen Stabilisation war meine Rettung. Ich mache heute täglich die Übungen, die mir von dem Physiotherapeuten im Rückenzentrum beigebracht wurden – na ja, fast. Aber mindestens viermal die Woche.

Als ich in meinem Bekanntenkreis davon schwärme – Achselzucken.

«Beim Yoga ist die tiefe Bauchmuskulatur das A und O.»
«Das haben sie mir im Fitnessstudio auch gesagt.»
«Training tiefer Bauchmuskeln? Klar, kenne ich vom Pilates.»

Ich habe also nicht die eine Wundermethode erlernt, das Wissen um die Wichtigkeit der tiefen Bauchmuskeln wird von vielen gelehrt. Und richtig, ich erinnere mich, dass mein Physiotherapeut mir einst sagte: «Immer den Bauchnabel einziehen.» Nur hatte mir das nicht den Lerneffekt gebracht. Zu verkrampft hatte ich das ausgeführt, mich zu seltsam damit gefühlt. Aber jeder lernt anders. Für mich war die Art mit dem Druckmessgerät die richtige gewesen.

Viele Menschen haben wohl ganz andere Probleme mit dem Rücken, gegen die man mit den tiefen Bauchmuskeln gar nichts ausrichten kann. Dieses System, wie die Physiotherapeuten sagen, zu benutzen, ist bestimmt kein Allheilmittel. Aber wenn es eine allgemeingültige Lehre aus meinem Fall geben sollte, dann vielleicht die, dass bei unspezifischen Rückenschmerzen eher Aktivität heilsam ist als irgendein passives Verfahren, seien es Einlagen, Spritzen oder Wirbelsäulenoperationen. Es hilft nichts, wir müssen uns wohl bewegen, das ist unser evolutionäres Erbe.

Rückenschmerzen ade – so einfach bei jemandem, der seit fast zehn Jahren Rückenschmerzen hatte? Das klingt unglaubwürdig, und es stimmt auch nicht, leider. Ich habe nur geschrieben, dass ich beim Sitzen keine Schmerzen mehr habe, was schon sehr einschränkend war, wenn man einer sitzenden Berufstätigkeit nachgeht wie ich. Ich darf es aber nicht übertreiben – zehn Stunden am Tag zu sitzen, das wird immer noch mit Schmerzen bestraft. Ich muss auf meinen Körper hören, trotz allem.

Ja, und natürlich habe ich meine Rückenschmerzen nicht komplett besiegt – ich habe immer noch häufig Schmerzen, morgens nach dem Aufwachen, sie ziehen von der Lendenwirbelsäule bis zur rechten Flanke. Dagegen habe ich jetzt neue Dehn- und Kräftigungsübungen von den Physiotherapeuten des Rückenzentrum bekommen. Bis jetzt hatte ich damit noch keinen Erfolg, aber ich mache weiter. Vielleicht ist es auch zu viel verlangt, damit unbedingt ebenfalls noch erfolgreich sein zu wollen.

Ich konnte eine Verbesserung meiner Rückenschmerzen um 60 Prozent erreichen, mehr ist wahrscheinlich einfach nicht realistisch. Es sieht so aus, als ob sich viele Menschen mit einem gewissen Maß an gelegentlichen Rückenschmerzen arrangieren müssen. Ein Recht auf ein schmerzfreies Leben gibt es nicht. Ich versuche, die Schmerzen nicht zu schwerzunehmen. Wenn sie da sind, mache ich zusätzliche Dehnübungen, wenn das nicht hilft, nehme ich Schmerzmittel oder lasse mich massieren – und gleichzeitig mache ich alles wie sonst, ob Sport oder Arbeit.

Ich bin nicht mehr der kaputte Ermittler, ich bin der hoffnungsfrohe Hobbysportler. In meinem ganzen Leben war ich noch nie so fit wie heute – absurderweise habe ich das meinen Rückenschmerzen zu verdanken, denn sie trieben mich zur Aktivität. Ich jogge, mache Krafttraining, ich tanze, ich fahre Kajak und Ski. Alles nicht besonders gut, aber mit Leidenschaft. Ich habe Spaß. Ich habe mich nicht aufgegeben trotz Rücken – vielleicht schafft das der eine oder andere Leser dieses Buches auch. Das würde mich freuen.

Nach jahrelanger Ärzte-Odyssee und intensiver Recherche – *meine Tipps für Menschen mit Rückenschmerzen***:**

1. Wenn Rückenschmerzen das erste Mal auftreten und weder extrem stark sind, noch Gefühlsstörungen, Blasen- oder Darmentleerungsstörungen vorliegen: keine Panik, abwarten. In 80 Prozent der Fälle verschwinden Rückenschmerzen ohne Therapie wieder. Die Pein lindern können Wärmepackungen (Fango) und rezeptfreie Schmerzmittel (Diclofenac, Ibuprofen), niedrig dosiert, für wenige Tage (siehe Seite 76 ff.). Körperliche Aktivitäten sollten beibehalten werden, auf keinen Fall schonen oder Bettruhe, das macht die Schmerzen nur schlimmer.
2. Spätestens nach einer Woche Rückenschmerzen zum Arzt gehen. Davor: die Nationale Versorgungsleitlinie Kreuzschmerz besorgen – es existiert eine auch für medizinische Laien verständliche Fassung. Sie kann entweder kostenlos im Internet heruntergela-

den (http://www.versorgungsleitlinien.de/themen/kreuzschmerz) oder für 4,95 Euro im Buchhandel bezogen werden (erschienen im Börm-Bruckmeier-Verlag). Dem Arzt sollte man sagen, dass man leitliniengemäß behandelt werden möchte – und selbst kontrollieren, ob dieser sich an die Empfehlungen aus der Leitlinie hält. Dies ist für die gesamte Zeit der Rückenschmerzbehandlung dringend zu empfehlen.

3. Der Arzt sollte zunächst überprüfen, ob ernsthafte Schäden vorliegen. Alarmzeichen sind Gefühlsstörungen, Lähmungserscheinungen, Blasen- und Darmentleerungsstörungen. Wenn keine Alarmzeichen vorliegen, sollte erst nach zwölf Wochen leitliniengerechter Therapie ohne Besserung der Symptome eine Röntgenaufnahme oder eine Kernspintomographie gemacht werden. Auch wenn man als Patient gerne genau wissen möchte, was den Rückenschmerz auslöst – die Bilder können gefährlich werden. Denn oft finden sich darauf Veränderungen der Wirbelsäule, die von Ärzten in Zusammenhang mit den Schmerzen gestellt werden, obwohl sie gar nicht die Ursache sind. Folge können dann unnötige Eingriffe bis hin zu Wirbelsäulenoperationen sein (siehe Seite 114f.).

4. Bei länger andauernden Rückenschmerzen auf Physiotherapie drängen. Eine Mischung aus Massagen und aktiv vom Patienten ausgeführten Übungen verringert bei vielen Patienten die Schmerzen (siehe Seite 102).

5. Dieser Effekt ist aber meistens nicht von Dauer, wenn man seinen Körper im Alltag zu wenig for-

dert. Sport ist essenziell, um Rückenschmerzen zu bekämpfen. Am besten sucht man sich eine Sportart, die einem Spaß macht. Denn am wichtigsten ist, dass man regelmäßig trainiert, mindestens einmal pro Woche, besser öfter. Das kann so ziemlich jeder Sport sein, es sei denn, dieser verstärkt die Rückenschmerzen (siehe Seite 64, 139, 238).

6. Eine gut ausgebildete Muskulatur allein muss noch kein Schutz vor Rückenschmerzen sein – selbst Leistungssportler leiden unter Rückenschmerzen. Oft ist dann das Zusammenspiel der Muskeln gestört, häufig gibt es Defizite in der tiefen Rückenmuskulatur. Diese kann man mit normalem Sport, inklusive Krafttraining, nur schwer stärken. Dazu braucht es Stabilisationsübungen, Physio- und Sporttherapeuten können so etwas lehren. Auch durch Yoga und Pilates wird diese Muskulatur und die Koordination gestärkt (siehe Seite 218).

7. Viele Menschen bekommen vom ständigen Sitzen am Arbeitsplatz Rückenschmerzen – dem kann man durch häufige Positionswechsel vorbeugen. Wichtig ist auch, nicht zu verkrampft zu sitzen. Das generelle Stresslevel kann durch Entspannungsübungen wie progressive Muskelentspannung, Autogenes Training oder Achtsamkeitstraining verringert werden. Auch Yoga hat entspannende Elemente, verbessert zusätzlich die Körperwahrnehmung (siehe Seite 166, 177 ff.). Wem das zu spirituell ist: Beim Biofeedback wird gemessen, wie der Körper auf psychischen Stress reagiert – auch so kann man lernen, sich zu entspannen (siehe Seite 244).

8. Wenn der Rückenschmerz trotz konservativer Therapie, also Physiotherapie, Bewegung, Schmerzmittel, länger als drei Monate anhält, sollte man sich in einem Zentrum vorstellen, in dem die Schmerzen interdisziplinär untersucht werden. Das können Schmerz- oder Rückenzentren sein. Wichtig zu klären ist, ob dort wirklich Ärzte, Physiotherapeuten und Psychologen arbeiten – und ob diese in mindestens einer wöchentlichen Teamsitzung sich miteinander austauschen. Die Krankenkassen oder -versicherungen geben Auskunft, wo die nächsten Zentren sind. Dort wird bei entsprechender Diagnose auch die passende Therapie, die Multimodale Schmerztherapie, angeboten (siehe Seite 199).

9. Es ist heute allgemein anerkannt, dass Rückenschmerzen biopsychosoziale Ursachen haben – das bedeutet, dass sie nicht nur durch körperliche, sondern auch durch seelische Faktoren beeinflusst werden, bei jedem Menschen. Wenn man Kummer hat oder depressiv ist, hat man stärkere Schmerzen. Bei Problemen im Sozialleben, etwa im Beruf oder in der Partnerschaft, kann der Schmerz zunehmen. Wer länger andauernde Rückenschmerzen hat, sollte sich öffnen für die Vorstellung, dass Verhaltensänderungen die Symptome verbessern können. In einer Psychotherapie kann daran gearbeitet werden. Sie ist auch Bestandteil der Multimodalen Therapie (siehe Seite 199).

In nur sechs Minuten zur Heilung!

Was unmöglich erscheint, haben Alex Loyd und Ben Johnson geschafft. Ihre Methode half Alex Loyds Frau, ihre Depression zu überwinden, und Johnson befreite sich von ALS, einer Krankheit, die eigentlich unheilbar ist. In ihrem Buch schildern sie weitere sensationelle Heilungsergebnisse – doch wirklich frappierend ist die Einfachheit dieser Methode: Man führt zweimal pro Tag eine Folge von vier Handpositionen aus, was gerade mal sechs Minuten dauert – das schafft jeder. Und die Ergebnisse sind einfach überwältigend!

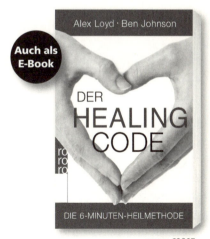

roroo 62807

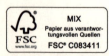

Das für dieses Buch verwendete FSC®-zertifizierte Papier
Lux Cream liefert Stora Enso, Finnland.